Nicole Schwab
Das Leben ist kein Wunschkonzert

Nicole Schwab

Das Leben ist kein Wunschkonzert

Rediroma-Verlag

Bibliografische Information der Deutschen Nationalbibliothek:
Die Deutsche Nationalbibliothek verzeichnet diese Publikation in der Deutschen Nationalbibliografie; detaillierte bibliografische Daten sind im Internet über http://portal.dnb.de abrufbar.

ISBN 978-3-96103-964-7

Umschlagillustration: MikeDotta (shutterstock.com)

www.rediroma-verlag.de
8,95 Euro (D)

Dieses Buch widme ich meiner Familie, die seit 24 Jahren immer hinter mir steht – egal, wie schwer die Situation auch war.

Weiters möchte ich mich nochmals bei meinen besten Freunden für mein Verhalten entschuldigen. Ich hoffe, ihr wisst, dass das Ganze keine Absicht war und dass ich euch nach wie vor unglaublich lieb habe.

Ich weiß, dass ich euch zutiefst mit meinen Worte und Taten verletzt habe, aber wenn man unter einer Psychose leidet, sagt man unbewusst Dinge, die man nicht so meint bzw. später bereut.

Inhalt

Vorwort

Komplett gedankenverloren sitze ich in meinem Bett und weiß nicht wirklich, wie ich mit dem Schreiben beginnen soll. Es ist ein Tag wie jeder andere. Ich hab keine Ahnung, warum, aber ich habe eine extreme Schreibblockade.

Fast neun Monate ist es jetzt her, dass ich in Graz in der Sigmund-Freud-Klinik war.

Vor fast einem Jahr wurde ich mit dem Krankenwagen nach Graz in die geschlossene Abteilung gebracht. Mein Vater verständigte die Rettung und die Polizei, weil er dachte, ich würde mir etwas antun. Im Nachhinein verstehe ich seine Sorge von damals. Er war einfach überfordert und glaubte, das Richtige zu tun. Und es war auch definitiv die richtige Entscheidung.

Mittlerweile habe ich nun seit gut zehn Jahren mit psychischen Problemen zu kämpfen. Angefangen mit Epilepsie, bis zu schweren Depressionen und schlussendlich zu einer sehr unerwarteten Psychose. In diesen zehn Jahren gab es keinen einzigen Tag, wo meine Familie nicht hinter mir stand. Sie waren jeden Tag an meiner Seite und versprachen mir, dass wir gemeinsam alles überstehen würden.

Diagnose Epilepsie

Es war Sonntag, der 11. September 2011.

Völlig planlos öffnete ich meine Augen und sah, wie ein junger Mann mit roter Uniform auf mich herunterblickte und mir sagte, dass ich mir keine Sorgen machen müsse und dass alles gut sei. Ich hatte absolut keine Ahnung, was passiert war und warum ich mitten in unserer Küche auf dem Boden lag. Meine Eltern schauten mich voller Besorgnis an und wiederholten, dass alles gut sei. Sie sagten mir, dass ich kollabiert sei und wir nun ins Krankenhaus fahren müssen.

Danach wurde ich mit einem Helikopter nach Schladming ins Krankenhaus gebracht, aber auch das weiß ich nur noch von Erzählungen. Ich kann mich an den Flug dorthin gar nicht erinnern.

Später im Spital wurde mir von den behandelnden Ärzten gesagt, dass ich einen epileptischen Anfall hatte – Sie sagten mir, ich solle mir jedoch keine Sorgen machen und dass das öfters bei Jugendlichen passiere.

Epileptischer Anfall? Ich hatte keine Ahnung, was das war, geschweige denn, was mich erwarten würde.

1000 Fragen schossen mir durch den Kopf. Werde ich sterben? Muss ich Medikamente nehmen? Werde ich jemals wieder gesund?

Sie fragten mich, ob ich in letzter Zeit irgendwelche Anzeichen bemerkt hätte, wie z.B. Zuckungen am Körper.

„Mir ist in letzter Zeit öfter die Haarbürste aus der Hand gefallen", antwortete ich nervös.

Die Ärzte bestätigten mir, dass dies typische Symptome für einen epileptischen Anfall seien. Ich musste zur Kontrolle ein paar Tage in Schladming bleiben, wo einige Untersuchungen gemacht wurden.

Als ich aus dem Krankenhaus wieder entlassen wurde, musste ich ein Medikament nehmen, das einen weiteren Anfall verhindern sollte.

Am 27. September hatte ich trotz Medikamenten im Bett meinen zweiten und am 03. Oktober im Badezimmer meinen dritten Anfall.

Beide Anfälle waren nur kurz und nicht so schwerwiegend wie der erste Anfall, jedoch war ich beide Male wieder ohne Bewusstsein.

Da dies mein dritter Anfall war, musste ich zur Kontrolle nach Schwarzach ins Krankenhaus und dort wurde ein spezielles EEG gemacht, wo ich die ganze Nacht wach bleiben musste, um zu sehen, ob ein Schlafentzug eine mögliche Ursache für meine Anfälle gewesen sei.

Meine Mutter unterhielt mich die ganze Nacht lang, damit ich nicht einschlief. Wir gingen um

02:00 Uhr in der Früh spazieren, spielten Spiele und redeten stundenlang über Gott und die Welt.

Ich war immer kurz davor, einzudösen, trank dann aber einen Schluck Wasser und ging mit meiner Mutter wieder an die frische Luft.

Es ist kaum zu glauben, wie schwierig es ist, nicht schlafen zu dürfen, wenn man hundemüde ist.

Als wir die Nacht ohne Schlaf überstanden hatten, folgte das EEG. Da dies mein erstes EEG war, war ich sehr nervös. Eine der vielen Krankenschwestern bat mich, mich hinzusetzen. Mir wurde eine kalte Paste an verschiedenen Stellen am Kopf aufgetragen, was irgendwie unangenehm war. Danach wurde ich mit Kabeln verbunden. Die Krankenschwester erklärte mir, dass das EEG ca. 20 min dauern würde und dass ich mich einfach entspannen sollte. Weiters sagte sie mir, dass ich meine Augen schließen sollte.

Während ich meine Augen schloss, verspürte ich heftige Zuckungen am Kopf. Dieses EEG dauerte zwar nur 20 Minuten, kam mir aber wie eine gefühlte Ewigkeit vor.

Als wir damit fertig waren, baten uns die Schwestern, im Warteraum zu warten.

Nach ungefähr einer Stunde kam dann ein Doktor und bat meine Eltern und mich, uns hinzusetzen.

Er erklärte uns in einem strengen Tonfall, dass das EEG auffällig gewesen sei und dass ich unter Epilepsie leide.

„Könnten Sie bei so einer Nachricht vielleicht ein bisschen mehr Mitgefühl zeigen?“, fragte ihn mein Vater wütend. Die beiden hatten eine heftige Diskussion und wir verlangten einen anderen Arzt, der uns über meine Krankheit aufklärte.

Nach einer gefühlten Ewigkeit kam schließlich ein weiterer Arzt, der uns lieb begrüßte.

„Guten Tag, mein Name ist Dr. Roggen“, stellte er sich freundlich vor.

Dieser Mann war etwa einsneunzig groß, hatte braune längere Haare und sprach hochdeutsch. Er war schon alleine des Tonfalls wegen wesentlich sympathischer als der erste Arzt. Er erklärte uns mit ruhiger Stimme, dass es mehrere Arten von Epilepsie gebe und dass es sich in meinem Fall um eine Juvenile Myoklonische Epilepsie handle. Weiter sagte er uns, dass in meinem Fall wahrscheinlich Schlafentzug eine mögliche Ursache für die Krankheit sei und dass ich mein Leben lang Medikamente nehmen müsse. Ich solle in Zukunft jegliches Diskolicht meiden und Alkohol sei ein absolutes Tabu, ansonsten drohe jederzeit wieder ein Anfall.

Ich war wie erstarrt und wusste nicht, was ich sagen sollte.

Außerdem dürfe ich nicht mehr alleine schwimmen gehen, da das Risiko des Ertrinkens zu hoch sei.

Für mich brach in diesem Moment meine ganze Welt zusammen. Gerade in diesem Teenageralter, wo man gerne ausgeht, war das eine absolute Schocknachricht. Ich fing an zu weinen, und meine Mutter nahm mich in den Arm. Der Doktor beruhigte uns und sagte mir mit sanfter Stimme, dass man trotz Epilepsie ein ganz normales Leben führen könne.

Ich blieb zur Kontrolle einige Tage in Schwarzach im Krankenhaus, um mich zu erholen und diese Schockdiagnose zu verdauen. Außerdem wurden noch einige Untersuchungen gemacht.

Wieder zuhause angekommen, war die Stimmung natürlich im Keller. Meine Eltern und mein Bruder waren komplett fertig und ich weinte andauernd.

Am nächsten Tag bat ich meine Familie nach langem Überlegen und Besprechen, das Ganze niemandem zu erzählen, sondern in der Schule, bei Bekannten und Freunden zu sagen, dass ich offiziell einen Kreislaufkollaps gehabt hätte.

Obwohl meine Eltern und mein Bruder das nicht als richtig empfanden, taten sie es mir zuliebe. Und so blieb es jahrelang unser Geheimnis.

Tagelang war ich am Boden zerstört und fragte mich immer wieder: Warum ich? Warum muss ich so eine Krankheit bekommen? Aber leider ist es so, dass im Leben oft unerwartet Schicksalsschläge passieren, die wir absolut nicht beeinflussen können.

Warum ertrinkt ein dreijähriges Kind im Pool? Warum hat eine junge Frau einen schweren Autounfall und ist gelähmt? Warum?

Die Frage des Warum darf man sich einfach nicht stellen. Es gibt im Leben oft prägnante Situationen, auf die wir absolut keinen Einfluss haben und die wir leider nicht mehr rückgängig machen können. Ich persönlich glaube, dass auch alle Schicksalsschläge einen bestimmten Grund haben.

Somit wussten nur meine drei engsten Bezugspersonen und ich von meiner Epilepsie, und das ist bis heute auch so geblieben.

Nun habe ich aber beschlossen, meine Krankheit nicht mehr zu verheimlichen und endlich reinen Tisch zu machen. Viel zu lange habe ich geschwiegen, hatte Angst, dass irgendjemand davon erfahren würde.

Es gibt so viele Menschen, die unter Epilepsie oder einer anderen Krankheit leiden und einfach nicht darüber reden, sondern es für sich behalten und sich dafür schämen.

Aber warum? Immer öfter frage ich mich nun, warum mir meine Krankheit so peinlich war. Ich kann ja absolut nichts dafür. Ich nehme nun schon seit zehn Jahren jeweils morgens und abends Medikamente – und diese haben Gott sei Dank einen weiteren epileptischen Anfall verhindert.

Im Internet hatte ich unzählige Berichte von Betroffenen gelesen, die ebenfalls an Epilepsie leiden. Einige schrieben, dass sie fünf Anfälle an einem Tag hätten und die Epilepsie ihr Leben enorm beeinflussen würde. Andere schrieben darüber, dass es grob fahrlässig sei, wenn man mit dieser Krankheit Auto fahren dürfe.

Ich war geschockt und heulte ohne Ende. Wie sollte ich jemals wieder ein normales Leben führen?

So schlimm die Diagnose auch für mich war, das Leben musste weitergehen. Und, ja, natürlich, Sie werden sich jetzt sicher denken, es gibt schlimmere Dinge – wie Blindheit oder dass man nach einem Unfall gelähmt ist. Aber für mich persönlich war das der pure Albtraum.

Ich wollte ja mit meinen Freunden ausgehen, Spaß haben – und all diese Dinge tun, die man als „normaler" Teenager macht. Einfach das Leben genießen und nicht zu viel nachdenken.

In dieser schweren Zeit entwickelten sich langsam und schleichend meine Depressionen. Ich begann mich intensiv mit dem Sinn des Lebens zu beschäftigen, las zahlreiche Bücher über das Leben nach dem Tod und recherchierte im Internet über Depressionen und Angstzustände.

Immer wieder fragte ich mich, womit ich diese Krankheit verdient hatte.

Ich hatte die Wahl: mich zuhause in meinem Zimmer einzuschließen und mich immer wieder nach dem „Warum“ zu fragen oder zu lernen, die Epilepsie anzunehmen.

Nach langem Besprechen mit meiner Familie beschloss ich, langsam, aber doch wieder mit meinen Freunden auszugehen. Offiziell hatte ich ja „nur“ einen Kreislaufkollaps gehabt.

Mit der Zeit trank ich auch langsam wieder ein wenig Alkohol. Meine Eltern und mein Bruder haben mir im Nachhinein erzählt, dass sie jedes Mal, wenn ich unterwegs war, panische Angst hatten, dass jemand anrufen würde, um zu berichten, dass ich einen weiteren Anfall gehabt hätte.

Natürlich konsumierte ich nicht viel Alkohol, aber mit jedem Mal fortgehen traute ich mich, schrittweise wieder etwas mehr zu trinken.

Und wahrscheinlich denken Sie sich jetzt sicher, Wie kann sie so blöd sein, und die Epilepsie so herausfordern? – Der wahre Grund ist, ich wollte einfach ganz normal leben. Festivals, Konzerte, im Club tanzen – all das gehört doch zum Leben einer 15jährigen dazu, oder nicht?

Ich dachte mir immer nur, dass ich mir von dieser Krankheit das Leben nicht kaputt machen lasse. Und das habe ich schlussendlich auch nicht.

Seit nun zehn Jahren bin ich dank der Medikamente anfallsfrei. Mein Neurologe hat sogar gemeint, dass wir versuchen sollten, die Medikamente zu reduzieren bzw. langsam abzusetzen. Doch dieses Risiko will ich nicht eingehen. Ich muss morgens und abends meine Tabletten nehmen und das stört mich auch nicht. Somit hab ich immer die komplette Sicherheit, dass kein weiterer Anfall droht.

Ich muss sagen, dass mich mittlerweile die Epilepsie nicht mehr beeinträchtigt. Ich habe gelernt, damit zu leben, und das ist mir bisher sehr gut gelungen. Sollte ich jemals wieder einen Anfall haben, soll es einfach so sein. Ich habe meine Medikamente, die mir helfen, und alles andere sei dem Schicksal überlassen.

Warum ich?

„Wieso geht dieses Teil nicht“, schimpfte ich vor mich hin, nachdem ich in meiner Schusseligkeit beim Drucker das Papier verkehrt herum eingelegt hatte und so das Kopieren nicht funktionierte.

Gott, wie sehr ich dieses Fach hasste. Es ging um Zahlen und Formeln, nicht gerade meine Stärke. Diese Schule war definitiv die falsche für mich. Betriebswirtschaft, Rechnungswesen, Wirtschaftsinformatik, allesamt trockene Fächer, mit denen ich nichts anfangen konnte.

Als meine Lehrerin schließlich zu mir kam und sah, dass ich das Papier verkehrt herum eingelegt hatte, schaute sie mich nur grinsend an und fragte mich: „Wie dumm kann man eigentlich sein?“

Ich schämte mich so dermaßen vor der Klasse, dass ich am liebsten losgeheult hätte, aber diesen Gefallen tat ich ihr natürlich nicht und fraß den ganzen Frust in mich hinein.

Ab diesem Zeitpunkt war jede Stunde mit ihr ein Albtraum für mich. Sie schikanierte und blamierte mich, wo sie nur konnte. Jedes Mal, wenn wir dieses Fach hatten, fand sie einen Grund, mich bloßzustellen. Das Schlimme war, dass sie mich nie anschrie, sondern immer zynische und sarkastische Bemerkungen machte, die mir jedoch richtig an die Psyche gingen.

Dieser eine Satz, „wie dumm kann man nur sein“, hatte sich so in meinem Kopf manifestiert, dass ich zuhause nur noch wegen ihr weinte.

Vor der Klasse ließ ich mir natürlich nichts anmerken, aber mit ihren zynischen Anspielungen gab sie meinem Selbstwert jedes Mal einen Tritt.

Meinen Eltern und meinem Bruder sagte ich davon nichts, da ich mich einfach nur schämte.

War ich wirklich dumm?

Ich haderte mit mir, fragte mich, ob ich tatsächlich so begriffsstutzig sei, und machte mich selbst fertig.

Ein anderes Mal hatten wir wieder Aufgaben mit Formeln und sie bat mich, vor der Klasse auf dem Beamer die Aufgabe zu lösen. Sie wusste insgeheim genau, dass ich viel zu nervös war, um diese Aufgabe vor allen anderen Mitschülern zu meistern. Ich zitterte am ganzen Körper und war den Tränen nahe. Vor der Klasse zu sprechen, war sowieso nicht meine Stärke, aber dann auch noch in Wirtschaftsinformatik? Der absolute Horror.

Natürlich konnte ich zu ihrer Schadenfreude die Aufgabe nicht lösen. Ich brachte keinen Ton heraus und schämte mich einfach nur.

Meine ehemaligen Klassenkollegen bekamen zwar mit, dass mich die Lehrerin nicht mochte – sie nahmen das Ganze jedoch nicht ernst genug.

Vor ein paar Jahren wurde der Begriff Mobbing noch nicht so verwendet wie heutzutage.

Jedes Mal, wenn ich den Unterrichtsraum betrat, raste mein Herz und der Schweiß rann mir herunter. Meine Gedanken drehten sich am Wochenende nur noch um sie und wie sie mich am Montag wohl vor allen wieder bloßstellen würde.

Panikattacken und Albträume verfolgten mich täglich. Immer öfter täuschte ich montags vor, krank zu sein – um nicht in die Schule zu müssen. Natürlich war das auch nicht gerade ratsam, da ich vom Lernstoff nichts mehr mitbekam. Aber meine Angst war einfach zu groß.

Ich schwänzte auch des Öfteren die Schule, da ich diese zwei Stunden mit ihr einfach nicht mehr ertrug.

Zu dieser Zeit hatte ich das erste Mal mit Suizidgedanken zu kämpfen. Ich fragte mich täglich, wie lang ich diese Scham und diese Angst noch ertragen würde, und dachte, dass ich absolut machtlos dagegen war. Nicht einmal die Feiertage oder Ferien konnte ich genießen, da ich schon wieder Angst vor dem Unterricht hatte.

Ich hab bis heute keine Ahnung, ob der Lehrerin eigentlich bewusst war, wie sehr sie mich und meine Psyche verletzt hatte.

Einmal – ich kann mich noch gut an den Tag erinnern – hatte sie mich wieder so mit ihren gemeinen Bemerkungen fertiggemacht, dass ich wirklich überlegte, ob ich mich nach der Schule vor den nächsten Zug schmeißen sollte.

Bei jedem Wirtschaftsinformatiktest bekam ich eine Fünf, da ich so oft im Unterricht fehlte.

Im Nachhinein gesehen hätte ich es nie so weit kommen lassen dürfen. Ich hätte mich natürlich jemandem anvertrauen sollen, egal, ob einer Freundin, der Familie oder einem Lehrer.

Einige Zeit verging, bis ich tatsächlich beschloss, alles meiner Familie zu erzählen, da ich nervlich so am Ende war. Ich weiß nicht, was passiert wäre, wenn ich dies nicht getan hätte. Meine Eltern meinten, dass ich sofort mit meinem Klassenvorstand über das reden müsse und dass man das nicht auf sich beruhen lassen könne. Schließlich nahm ich meinen ganzen Mut zusammen und sprach mit meinem Klassenvorstand über mein Problem. Da unsere Klasse in diesem Fach in zwei Gruppen aufgeteilt war, war es schlussendlich kein Problem, in die andere Gruppe zu wechseln. Von nun an wurde mein Leben leichter. Ich mochte das Fach zwar nach wie vor nicht gerne, aber es war wesentlich leichter, in den Unterricht zu gehen.

Mit der anderen Lehrerin kam ich deutlich besser klar. Ich konnte endlich wieder normal einschlafen, hatte keine Albträume mehr.

Als ich mit der Schule fertig war, hätte ich ihr am liebsten noch mal meine Meinung gesagt, ließ es jedoch auf sich beruhen.

Was ich mir für die Zukunft gemerkt habe: Reden hilft immer. Egal, ob mit der Familie, Freunden, Lehrern etc. Redet über eure Probleme ganz offen und ehrlich und fresst sie nicht in euch hinein. Mobbing ist in jeder Hinsicht Gift für die Seele. Es ist immer irgendjemand da, dem man sich anvertrauen kann. Das Schlechteste, was man tun kann, ist, alle Sorgen mit sich selbst auszumachen.

Mein Selbstbewusstsein ist von damals noch immer nicht komplett geheilt, auch heute denke ich in gewissen Situationen noch an damals. Besonders wenn ich in irgendeinem Moment schnell reagieren oder eine Aufgabe lösen muss, sind die extreme Nervosität und das Gefühl von damals wieder da. Ich glaube stark, dass dieses Gefühl nie ganz verschwinden wird. Gelernt habe ich jedoch daraus, dass reden einfach hilft.

Schmetterlinge im Bauch

Es war Wochenende und meine Freunde und ich beschlossen, zu diesem Bikerfest namens Fee zu gehen.

Simon, ein Typ, mit dem ich was am Laufen hatte, erwartete mich schon dort. Simon war ein lustiger Kerl, stets gut drauf, und er konnte unheimlich gut küssen. Jedoch war er ein Frauenheld und hatte jedes Wochenende eine andere am Start. Ich weiß nicht, warum ich ihn so mochte, aber irgendwas hatte er an sich, was mich faszinierte. Das mit uns zwei ging schon ein paar Monate so dahin, was Ernstes wurde aber schlussendlich nicht daraus.

Gemeinsam schauten wir uns eine Band an, die sich „Behind“ nannte. Alex, Nino und Mike hießen die Bandmitglieder und spielten eine Art Punkrock.

Laura, die Freundin von Mike, kannte ich nur vom Sehen her. Sie hatte feuerrote Haare und blasse Haut. Ich war mir nicht sicher, ob sie von Natur aus ein Rot-Typ war oder ob die Haare gefärbt waren.

Nach dem zweistündigen Bühnenauftritt gingen Simon und ich etwas raus aus dem Getümmel zum Waldrand. Wir küssten uns leidenschaftlich, bis wir am Boden lagen und dort einfach weiter rummachten.

Als wir wieder zum Fest gingen, sah ich ihn zum ersten Mal: Da saß er, ganz alleine, mit seiner langen Justin-Bieber-Matte, komplett schwarz gekleidet, mit einer Zigarette in der Hand und den Kopf schüchtern nach unten gesenkt.

„Hallo, ich heiße Jonas“, grüßte er mich freundlich. Er hatte eine extrem interessante Ausstrahlung, die mich sofort faszinierte. Ich setzte mich neben ihn und fragte ihn, woher er denn sei.

Er war offensichtlich sehr schüchtern, da er meine Fragen nur kurz beantwortete und nicht mehr als „ja“ und „Amen“ sagte.

Als sich Simon zu uns setzte und mich vor Jonas‘ Augen küsste, war es mir komischerweise unangenehm. Aber warum? Ich kannte Jonas erst seit ein paar Minuten, aber irgendwie haute er mich vom Hocker.

Wir fingen an zu quatschen und unterhielten uns über alles Mögliche. Unsere Gespräche handelten nicht von typischen 0815-Gesprächsstoff, sondern von Tiefgründigem. Ich spürte eine richtige Magie zwischen uns. Er erzählte mir, dass er schon mit 13 zu rauchen begonnen hatte und fragte mich, ob ich auch eine haben wollte.

Nun rauchte ich auch eine Zigarette, obwohl ich den Gestank eigentlich gar nicht ertrage. Irgendwie wollte ich „cool“ vor ihm sein.

Ich weiß nicht, warum, aber Simon war mir ab diesem Zeitpunkt komplett egal. Ich hatte von da an nur noch Augen für Jonas. Am liebsten hätte ich mich stundenlang weiter mit ihm über das Leben unterhalten, ohne von irgendjemandem gestört zu werden.

Als ich schließlich um 12 nach Hause musste, tauschten wir noch schnell unsere Nummern aus und verabschiedeten uns mit einer Umarmung. Es dauerte nicht lange, bis ich schon eine SMS von ihm erhielt, dass es heute ein schöner Abend gewesen sei und dass er mich unbedingt wiedersehen wollte. Ab diesem Abend schrieben wir von morgens bis spät in die Nacht jeden Tag miteinander.

Damals gab es noch die guten alten Guthabenhandys und kein Facebook oder Instagram.

Er erzählte mir, dass er nie in die Diskothek Mango gehe, weil er die Menschen dort zu langweilig finde, und er zeigte mir eines Tages „seine“ Metalbar namens Death Club. Es war ein altes, ziemlich schäbiges Lokal mit Rock-/Metalmusik und dementsprechendem Publikum. Alle waren dort schwarz gekleidet und hatten Tätowierungen und Piercings. Komischerweise fühlte ich mich dort sofort pudelwohl. Nur weil man tätowiert ist, heißt das nämlich nicht, dass man ein Verbrecher ist. Wir sind im 21. Jahrhundert, Herrgott, jeder zweite hat mittlerweile schon Tattoos oder Piercings. Dasselbe gilt für jemanden, der Metal hört. Wenn man die Art von Musik hört, heißt das nicht automatisch, dass man ein „Emo“ oder sonst was in der Art ist. Nein, es ist eine absolut normale Musikrichtung wie Reggae, Pop oder Klassik.

Ab diesem Zeitpunkt entwickelte ich die Liebe zur Metal-Musik.

Jonas stellte mir einige seiner Freunde vor, die mich sofort total lieb aufnahmen. Sein bester Freund hieß Clemens. Clemens war ein etwas dickerer Kerl mit feuerroten Locken. Er war ein sehr offener Mensch, der immer einen lustigen Spruch auf den Lippen hatte. Manchmal war es meiner Meinung jedoch zu viel des Guten.

Ein anderer Typ hieß Matthias, der mir sofort ins Auge stach. Er war groß, hatte den linken Oberarm komplett tätowiert und trug einige Piercings. Matthias war wirklich attraktiv und wir verstanden uns super, jedoch hatte ich nur Augen für Jonas. Was mich an Jonas so faszinierte, war seine ruhige und coole Gelassenheit. Während ich immer viel Alkohol trank, um vor lauter Nervosität nicht umzufallen, beruhigte er mich total mit seiner lockeren, chilligen Art. Jonas war eher ein introvertierter Mensch, mit dem man stundenlange Gespräche führen konnte, ohne dass es langweilig wurde.

Einige meiner Freunde, die natürlich hauptsächlich ihre Zeit im Mango verbrachten, konnten nicht verstehen, wieso ich so einen „Emo“ so mochte, aber das war mir egal.

Ich schwankte immer zwischen Mango, wo meine Freunde waren, und Death Cub, wo ich mit ihm Zeit verbrachte, die perfekte Mischung.

Irgendwann verbrachte ich dann 90% meiner Ausgehzeit nur noch im Death Cub, da ich immer bei ihm sein wollte. Er verdrehte mir total den Kopf, sodass ich nur noch Augen für ihn hatte und mich somit andere Jungs gar nicht mehr interessierten.

Unseren ersten Kuss werde ich wohl nie vergessen. An diesem Abend kam er extra wegen mir ins Mango und man sah ihm richtig an, wie unwohl er sich fühlte. Er kam mit seiner schwarzen Nirvana-Jacke ins Mango. Er fiel mit seinem außergewöhnlichen, nicht gerade 08/15-Look sehr auf und tanzte irgendwie aus der Reihe. Die meisten Typen in unserem Alter trugen halt weiße Poloshirts, weiße Turnschuhe und enge Jeans mit goldenem Gürtel. Jonas hingegen bevorzugte seine schwarzen Jeans und seine Bandshirts. Ich mochte diesen speziellen Look sehr, mir war es komplett egal, was andere Leute von ihm hielten.

Es war Schaumparty im Mango und ich hatte schon beim Vorglühen einen leichten Rausch, da ich so nervös war, ihn wiederzusehen. Man sagt ja bekannterweise „kein Alkohol ist auch keine Lösung“, dies war in meinen jungen Jahren mein Motto. Zu dieser Zeit machte ich mir gar keine Sorgen mehr wegen meiner Epilepsie, ich trank sehr viel Alkohol und mir war das Risiko eines weiteren Anfalls irgendwie egal. Wie bereits erwähnt, mit 15 Jahren will man einfach ausgehen, Spaß haben und an nichts anderes denken.

Als er dann endlich da war, wollte ich mit ihm tanzen, doch er ließ sich nicht dazu überreden. Stattdessen tranken wir an der Bar ein Getränk und dann gingen wir runter ins Getümmel.

Da der Schaum sogar in meinen Augen war, verwischte mein ganzes Make-up und ich sah aus wie Marilyn Manson höchstpersönlich. Doch anscheinend war Jonas das egal. Er hob mich auf und wir küssten uns leidenschaftlich im Schaum. Wir knutschten bestimmt über eine Stunde herum. Die Welt um uns herum war wie ausgeblendet.

Im Nachhinein kann ich sagen, dass dies eine der schönsten Nächte war, die ich in meinem Leben erleben durfte.

Ein paar Tage später fuhr ich mit meiner Familie nach Italien zu unserem Wohnwagen – was ich überhaupt nicht wollte, da ich nur ihn im Kopf hatte und lieber die Zeit mit ihm als mit meiner Familie verbringen wollte.

Wir fahren jedes Jahr nach Italien – unser Wohnwagen steht dort seit 50 Jahren am gleichen Campingplatz. Normalerweise bin ich mit meiner Familie immer gern in den Urlaub mitgefahren, doch wenn man verliebt ist, will man nur Zeit mit demjenigen verbringen.

Eine Zeit lang ging das so hin und her – und ich war auf Wolke 7.

Damals existierte eine Plattform namens WMC, wo man miteinander kommunizierte. Wir schrieben täglich stundenlang bei WMC. Wie gerne würde ich die Zeit zurückdrehen und diese Zeit noch einmal erleben.

Irgendwann meldete er sich nicht mehr bei mir, und ich fragte mich, was ich wohl falsch gemacht hatte. Einige Wochen vergingen – und ich hörte kein Lebenszeichen von ihm.

Anstatt ihn einfach zu fragen, was los sei, schwieg ich und verkroch mich in meinem Bett.

Meine Mutter fragte mich, was los sei, weil ich meine Freizeit nur noch im Bett verbrachte.

Nach ein paar Wochen erfuhr ich über fünf Ecken, dass er eine Freundin namens Fiona hatte.

Ich konnte es nicht glauben, das kam mir so surreal vor. Warum tut er mir das an?, fragte ich mich verzweifelt. Ich steigerte mich so in das Ganze hinein, dass ich wieder mit Suizidgedanken zu kämpfen hatte. Ich war einfach so verliebt in ihn, dass ich nicht glauben wollte, dass er eine Freundin hatte.

Im Nachhinein betrachtet, ist es natürlich logisch, warum er keine Beziehung mit mir wollte: Ich war jedes Mal sturzbetrunken, wenn wir uns sahen. Lockerer werden, hin oder her – für einen Mann ist es nicht gerade attraktiv, wenn die Frau jedes Mal eine Fahne hat.

In der Schule ging es immer mehr bergab. Als ich dann noch eine wichtige Prüfung nicht schaffte und mich somit von meiner Klasse verabschieden musste, war ich einfach nur down und fragte mich, was das Leben noch für einen Sinn hatte.

Mein damaliger Klassenvorstand versuchte mich zu überreden, in die Handelsschule zu wechseln, um einen Abschluss vorweisen zu können. Nach anfänglicher Unsicherheit entschied ich mich dafür, in die HAS zu gehen.

Der Liebeskummer wurde immer schlimmer – ich verkroch mich täglich nach der Schule im Bett und wollte mit niemandem reden.

Auf dem Weg vom Zug zur Schule drehte ich jeden Tag meinen Ipod auf volle Lautstärke, sodass ich nichts von der Außenwelt mitbekam. Ich hatte immer noch eine alte Collegejacke von ihm, die stark nach Zigaretten roch und mit der ich mich unter der Bettdecke verkroch.

Tagelang hörte ich mir unsere Lieder, „So perfekt“ von Casper und „Du bist“ von Prinz Pi, an. Ich war in einem richtigen Tief und hatte keine Ahnung, wie lang das gehen würde. Meine Eltern und mein Bruder bekamen natürlich mit, wie ich mich Tag für Tag mehr zurückzog und nur noch weinte.

In dieser Zeit bemerkte ich, dass ich wieder sehr zum Depressiven neigte. Das waren keine „Ich bin nicht gut drauf“- oder „Ich bin traurig“-Tage, sondern wirklich Überlegungen, wie/wann/wo ich mich am besten umbringen sollte.

Viele von euch denken sich sicher, „Liebeskummer ist doch kein Grund, sich umzubringen“. Wenn man nicht in der Situation ist bzw. noch nie war, ist das auch verständlich. Doch jeder Mensch ist individuell. Die einen können besser und schneller damit abschließen, andere brauchen Jahre, um sich von dem Schmerz zu erholen. Für mich persönlich war es die Hölle. Ich fragte mich jeden Tag, was ich wohl falsch gemacht hatte und warum er dieses andere Mädchen lieber mochte als mich. Ich konnte nicht mehr schlafen, dachte mir immer nur, es wäre besser, wenn ich nicht mehr am Leben wäre. Für meine Familie bin ich sowieso nur eine Last – solche Gedanken plagten mich täglich.

An die Handelsschule hatte ich mich langsam, aber sicher gewöhnt. Meine Noten waren nicht viel besser als in der HAK. Am Anfang konnte ich mich überhaupt nicht in der Klasse integrieren und verbrachte nur Zeit mit Leon, mit dem ich auch schon in die gleiche Klasse in der HAK gegangen war. Die neue Klasse war anfangs ein Albtraum für mich. Keiner schenkte Leon und mir Beachtung, alle saßen nur auf ihren Plätzen und redeten in Gruppen miteinander. Wir waren richtige Außenseiter, aber irgendwie war uns dies egal.

Wir hatten die gleichen Fächer wie in der HAK. Rechnungswesen, Wirtschaftsinformatik – alles Fächer mit mathematischen Formeln. Ich hatte definitiv die falsche Schule gewählt. Aber wer weiß das bitte schon mit 15 Jahren?

Wir bereiteten uns in Gruppen auf unser Abschlussprojekt vor. Ich wurde gar nicht gefragt, mit wem ich in eine Gruppe wollte. Es wurde automatisch entschieden, dass ich mit Leon und Sandra in einer Gruppe war. Sandra war genauso eine Außenseiterin, passte also perfekt in die Truppe. Sandra konnte einen richtig mit ihrer Art auf die Palme bringen, aber das half uns auch nicht weiter – wir konnten sie ja schlecht aus der

Gruppe werfen. Im Endeffekt war sie ein lieber, aber eigenartiger Mensch, der sehr nervenaufreibend sein konnte.

Nach einigen Besprechungen entschlossen wir uns, ein Projekt namens „Zumba für den guten Zweck“ zu organisieren. Wir entwarfen eine Meilensteinliste & Co für unsere Projektmappe. Außerdem suchten wir im Internet nach einer passenden Zumba-Lehrerin.

Als wir noch nicht einmal mit der Hälfte fertig waren, tauchte Leon plötzlich nicht mehr in der Schule auf. Am Anfang glaubten wir, dass er sich eine Grippe oder Ähnliches eingefangen hatte. Als er aber schließlich nach einer Woche kein Lebenszeichen von sich gab, machten wir uns wirklich Sorgen. Außerdem war bald unser großer Zumba-Tag. Eine weitere Woche verging und er meldete sich bei niemandem. Als wir zuhause anriefen, kam immer nur die Mailbox. Schließlich gaben wir es auf, Leon kam nicht mehr in die Schule.

Somit waren Sandra und ich allein in der Gruppe. Na toll, war mein erster Gedanke. Als es dann so weit war, kam am Montag die von uns ausgesuchte Zumba-Lehrerin in die Schule. Wir holten die ausgewählten Schüler von Klasse zu Klasse ab und trafen uns mit der Lehrerin im Turnsaal. Dort wurde mit einigen Steps getanzt. Für mich war das nichts, da tanzen noch nie mein Ding war. Sandra bot sich freiwillig an, mitzumachen.

Dieser Tag war nur ein Viertel von unserem ganzen Projekt. Unsere Projektmappe musste vollständig mit Namen, Titelblatt und anderen Dingen fertig werden.

Ich war sauer auf Leon. Wie konnte er mich so im Stich lassen? Aber ja, Sandra und ich mussten das Beste aus der Situation machen. Zu dieser Zeit verstärkten sich meine Depressionen wieder.

Mobbing in der Schule

In der Schule hatte ich mit einem weiterem Problem zu kämpfen. Ein Mädchen namens Corinna begann mich mit ihren Freundinnen zu mobben, da ich mich mit ihrem Ex-Freund gut verstand. Ihr Ex-Freund hieß Johannes, war 18 Jahre alt und ein richtiger Frauenschwarm. Wir schrieben täglich miteinander und verstanden uns prächtig.

Corinna und ihre Freundinnen begannen, mich richtig zu mobben, sodass ich jedes Mal nach der Schule weinte. Johannes versprach mir, mit Corinna zu reden, sodass sie mich endlich in Ruhe lassen sollte. Doch es hörte nicht auf.

„Emo-Fotze“ und ähnliche Dinge wurden mir in der Pause nachgeschrien. Ich hatte so extreme Angst vor diesen Mädels, dass ich nicht mehr einschlafen konnte. Jedes Mal, wenn ich in Informatik in den zweiten Stock gehen musste, bekam ich Panik, weil da ihre Klasse war.

Ich verbrachte meine Freizeit oft mit Johannes, und er stellte mich sogar seinen Eltern vor. Als wir eines Tages spazieren gingen, küsste er mich schließlich, doch wir bemerkten beide, dass der Funke nicht übersprang. Und so beschlossen wir, wirklich nur Freunde zu bleiben.

Die Depressionen wurden zwar langsam, aber doch wieder schlimmer. Der Schlafentzug machte sich auch bemerkbar. Ich war am Tag richtig gerädert, weil ich in der Nacht nur so wenige Stunden schlief.

Und plötzlich kam es mir so vor, als ob ich wieder Myklonien hatte, also Symptome eines epileptischen Anfalls. Von heute auf morgen konnte ich nicht mehr einschlafen. Und, nein, ich meine nicht nur zwei bis drei Stunden, sondern wirklich keine Sekunde. Ich machte mir so einen Druck, einschlafen zu müssen, da ich sonst wieder einen Anfall bekommen könnte. Die Kombination aus meinen Depressionen und dem extremen Schlafentzug war der blanke Horror.

Mein Vater fuhr mit dem Auto Runden mit mir, wie mit einem Kleinkind – nur damit ich eventuell mal ein paar Stunden schlafen würde.

Natürlich wirkt es sich auch auf den Körper aus – ich hatte ein extremes Schwächegefühl und fühlte mich ausgelaugt. Von Baldriantropfen, Schlafgut-Tees bis zu Wärmeflasche versuchten wir alles, doch ich konnte nicht mehr einschlafen.

Zu dieser Zeit hatte ich immer öfter das Gefühl, es wäre besser, wenn ich nicht mehr hier wäre. Tagelang hatte ich keinen wirklichen Schlaf und starke Suizidgedanken überkamen mich. Es verfolgte mich immer eine Stimme, die mir sagte, dass ich wo runterspringen oder gegen einen Baum fahren sollte.

Nach 48 Stunden ohne eine Stunde Schlaf beschlossen wir zu handeln. Meine Familie beschloss, mit mir in die Christian-Herber-Klinik zu fahren, da sie keinen anderen Ausweg mehr sahen, und auch ich gab mich einverstanden. Mit meiner Mutter fuhr ich um 10:00 Uhr abends nach Salzburg, wo sie mich in einem Krankenwagen in die Christian-Herber-Klinik fuhren.

Abends dort angekommen, wurde ich in ein Zimmer gebracht und ich musste den behandelnden Ärzten erklären, dass ich seit Tagen nicht geschlafen hatte. Sie verabreichten mir Schlaftabletten und ich döste innerhalb von zwei Minuten ein.

Als ich am nächsten Tag munter wurde, war die Welt schon um einiges besser, da ich zwölf Stunden durchgeschlafen hatte.

Ich fühlte mich high und benommen von den Schlaftabletten, aber ich war so froh, dass ich seit Tagen endlich mal eine Nacht durchschlafen konnte. Schlaftabletten sollte man ja wirklich nur im dringendsten Fall nehmen, in meinem Fall war es dringend.

Ich fühlte mich wieder fitter, aber die Suizidgedanken waren nach wie vor da. Mich verfolgte immer eine Stimme, die mir sagte: „Es ist besser, wenn du nicht mehr hier bist.“

Mich wundert es, dass sie mich damals nicht in die geschlossene Abteilung brachten.

„Hi, ich bin Stephanie“, sagte plötzlich eine angenehme Stimme im Bett neben mir. Als ich von der Schwester ins Zimmer gebracht wurde, hatte ich gar nicht bemerkt, dass ich eine Zimmernachbarin hatte. Eine Frau mittleren Alters war meine Zimmernachbarin und ebenfalls wegen Depressionen in der Klinik. Sie war ca. 1,55 Meter groß, hatte blonde Locken und eine quirlige, liebliche Art. Von außen hin war es total unverständlich, wieso so eine hübsche, fröhliche Frau an Depressionen litt. Aber wie wir wissen, können Depressionen jeden treffen – vom Bürokaufmann zur Putzfrau, bis hin zu Stars wie Demi Lovato oder Justin Bieber.

Stephanie hatte von außen hin ein perfektes Leben, wie sie mir berichtete. Sie hatte einen liebevollen Ehemann, zwei kleine Kinder namens Martin und Lukas und einen Job als Friseurin, den sie gern mochte.

Ich fragte sie, was der Auslöser für ihre Depressionen sei, und sie antwortete einfach nur: „Ich hab keine Ahnung. Ich bin morgens aufgewacht und hatte so eine Leere in mir.“

Irgendwie fragte ich mich ständig, warum das Leben einen Sinn hat, und wie ich weiter funktionieren sollte. Sie sagte mir, dass sie ein schlechtes Gewissen ihrer Familie gegenüber hätte und dass ihre Kinder sie vermissen würden.

Ich verstand Stephanie zu 100%. Obwohl mich meine Familie jeden Tag besuchte, vermisste ich sie wahnsinnig.

In dieser Zeit in Salzburg sah ich meinen Vater das erste Mal richtig vor mir weinen. Und das nur wegen mir. Ich machte mir selbst ständig Vorwürfe und redete mir ein, dass ich nur eine Last für sie sei. Gleich am nächsten Tag meiner Einweisung kam mich meine Familie besuchen. Sie umarmten mich alle so stark, als ob ich ein halbes Jahr von zuhause weg gewesen wäre.

Meine Mutter brachte mir ein Buch mit dem Titel „Bob, der Streuner" mit. In dem Buch geht es um einen jungen Mann, der drogenabhängig ist und mit Straßenmusik sein Geld verdient. Durch eine Streunerkatze, die er Bob nannte, veränderte sich sein Leben zum Positivem und er schaffte es tatsächlich, mit den Drogen aufzuhören.

Ich las von dem Buch nur den hinteren Teil, denn auch das Lesen war mir zu anstrengend. Mir war generell alles zu anstrengend.

Beim Frühstück sowie beim Abendessen musste ich mich zwingen, einen kleinen Happen zu essen, denn wirklich Appetit hatte ich nicht.

Insgesamt war ich vier Tage in der offenen Abteilung der Herber-Klinik.

Ich hatte niemandem, außer meiner Jugendliebe Jonas (aus dem Kapitel Schmetterlinge im Bauch), davon erzählt. Ich weiß nicht mal, warum ich es ihm gesagt habe, aber irgendwas trieb mich dazu – vor ihm war es mir nicht peinlich oder unangenehm. Ich vertraute ihm. Als ich ihm erzählte, dass ich in der Psychiatrie war, war er ziemlich geschockt. Er sagte mir, dass ich immer so ein Sonnenschein gewesen sei und er die Gründe für meinen Aufenthalt nicht verstehe. Als ich ihm erzählte, dass mir eine Stimme befahl, mich umzubringen, fehlten ihm die Worte.

Als hätte ich es geahnt, machte er sich sofort um 19:00 Uhr Abends auf den Weg zu mir. Anfangs wollte ich es ihm ausreden, aber dieser Dickschädel ließ es sich nicht nehmen, mich zu besuchen.

Und dann stand er plötzlich vor meinem Zimmer. Ich konnte meine Tränen fast nicht zurückhalten, riss mich aber zusammen und umarmte ihn. Irgendwie war es mir dann doch peinlich – ich hatte meinen weiten, schwarzen Slipknot-Hoodie an und trug meine Haare zu einem Dutt, da sie so fettig waren. Ich sah wirklich fertig aus.

Jedoch freute ich mich riesig, ihn zu sehen.

Er hatte mittlerweile kurze Haare, trug nun einen Dreitagebart und hatte eine Lederjacke an – er sah ziemlich gut aus.

Als wir zuerst spazieren gingen, redeten wir über Gott und die Welt, und er erzählte mir, wie ängstlich er war, als er das Gelände sah, auf dem mit leuchtend roter Schrift in Großbuchstaben Psychiatrie stand.

Jonas machte sarkastische Witze über mich und meinen Aufenthalt in der Psychiatrie, die mich extrem zum Lachen brachten. Natürlich fiel ihm auf, dass ich ziemlich abgenommen hatte. In diesen vier Tagen hatte ich über fünf Kilo abgenommen. Ich wog somit nur noch zweiundvierzig Kilo, bei einer Größe von einssechzig.

Wir fuhren danach mit seinem Auto eine Runde durch die Stadt und er hatte mir extra seinen Ipod mitgebracht, in dem eine Playlist mit meinen Lieblingsliedern von Prinz Pi und Casper enthalten war. Ich genoss seine Nähe und verliebte mich erneut in ihn.

Er blieb insgesamt über drei Stunden bei mir zu Besuch – mir tat seine Anwesenheit einfach gut. Er sagte mir, dass er daran glauben würde, dass alles wieder gut werden würde. Als er sich von mir verabschiedete, war ich irgendwie geknickt. Ich hätte noch länger mit ihm die Zeit verbracht, jedoch musste er am nächsten Tag wieder arbeiten.

Als ich schließlich entlassen wurde, dachte ich wieder über meine Zukunft nach. Was würde mich draußen wohl erwarten?

Wieder zuhause angekommen, war es so, als wäre ich nie weg gewesen. Unser Kater Lucky rannte mir entgegen und ich war so glücklich, endlich wieder zuhause zu sein. Es kam mir irgendwie komisch vor, jemals von zuhause weg gewesen zu sein.

Doch die nächste schwierige Phase ließ nicht lange auf sich warten. Ich hatte die Handelsschule abgeschlossen, und nun?

Ein paar Monate vergingen, und ich hatte keinen Job und wusste nicht, was ich machen sollte. Immerhin war der Schlafrhythmus wieder normal, wenigstens irgendetwas Positives.

Die Ärzte gaben mir noch ein paar Schlaftabletten für den Notfall mit, benötigt habe ich sie zuhause jedoch nicht mehr.

Ich schämte mich von Tag zu Tag mehr. In einer Ortschaft wie bei uns gilt es natürlich als asozial, wenn man keinen Job hat. Die Gründe dafür werden oft nicht hinterfragt, es werden alle Arbeitssuchenden in einen Topf geworfen.

Es wusste keiner von meinem Aufenthalt in der Klinik, auch nicht, dass ich unter Depressionen litt. Dass ich jahrelang mit psychischen Problemen zu kämpfen hatte, blieb das Geheimnis von mir und meiner Familie.

Im Nachhinein bereue ich zutiefst, dass ich meine Depressionen, genauso wie meine Epilepsie, so lange verheimlicht habe. Ich hab keine Ahnung, welche Krankheit mir peinlicher war – die eine, wo man am Boden liegt und aussieht wie vom Teufel besessen, oder die Depressionen, eines der größten Tabuthemen, das einfach heutzutage immer noch nicht ernst genug genommen wird. Einfach offen mit dem Thema umzugehen, wäre so viel einfacher gewesen

Zuzugeben, dass ich unter Depressionen litt, wollte ich mir nicht eingestehen – obwohl dies mit Sicherheit der bessere Weg gewesen wäre.

Nach ein paar Monaten war ich immer noch arbeitslos und mir gingen langsam die Ausreden bei meinen Freunden aus, warum ich noch nicht arbeitete.

Nach langem Überlegen und Besprechen mit meiner Familie beschloss ich eine Ausbildung als Kindergartenassistentin zu machen, da ich Kinder immer schon liebte.

Da bei uns in der Nähe zu dieser Zeit kein Kurs angeboten wurde, machte ich die sechswöchige Ausbildung in Wien. Diese Zeit war eigentlich recht angenehm, ich schaffte die Ausbildung zur Kindergartenassistentin mit links.

Als ich mit Wien jedoch fertig war, fühlte ich mich noch nicht bereit, Kindergartenassistentin zu werden. Ich kam mir selbst noch ein bisschen wie ein Kind vor, wie sollte ich da auf Kinder aufpassen? Ich hatte jedoch keinen blassen Schimmer, was ich sonst hätte machen sollen.

Und so probierte ich einige Jobs aus. Einen Monat war ich in einer Rechtskanzlei, was mir aber schnell zu trocken wurde. Außerdem erfuhr ich von gewissen Vorfällen wie z.B. Körperverletzung, wo es um Bekannte von mir ging. So bekam ich einige Fälle von Bekannten mit, die ich eigentlich nie wissen wollte.

Schließlich beendete ich meinen Probemonat in der Kanzlei und war nun wieder arbeitslos. Der Druck stieg wieder. Was nun? Welche Arbeit würde ich jetzt machen? Meine Freunde fragten mich immer wieder, was ich nun arbeiten würde, doch ich wusste keine Antwort darauf. Mir ist klar, dass diese Fragen niemand böse meinte und sie nur wissen wollten, wie es mir ging.

Am liebsten hätte ich verzweifelt geschrien: „Ich habe absolut keine Ahnung, und jetzt lasst mich mal alle in Ruhe mit dieser Fragerei!"

Ich beschloss nach langer Überlegung, einen Job als Friseurin zu versuchen. Doch wie sich nach dem ersten Tag rausstellte, war auch diese Arbeit nicht das Richtige für mich. Ich will bei weitem diesen Beruf nicht herabwürdigen, im Gegenteil. Ich glaube, dass die meisten Friseurinnen ihren Job wirklich mit Leidenschaft machen. Und was gibt es Schöneres, als wenn der Beruf einen erfüllt? Was Besseres kann einem wirklich nicht passieren.

Für mich war es jedoch nichts. Aber was sollte ich nun machen?

Da ich mich schon immer für den medizinischen Bereich interessiert hatte, beschloss ich, eine Ausbildung zur Zahnarztassistentin zu machen. In Bad Mitterndorf belegte ich also eine Lehre für drei Jahre. Lehrjahre sind ja bekanntlich keine Herrenjahre, lautet ein gutes altes Sprichwort. Das traf auch bei mir zu.

Nachdem ich mit meiner Lehre fertig war, war es dann so weit …

Australien, ich komme!

Der Tag war gekommen.

Ich schlief die letzte Nacht ziemlich unruhig, weil ich mich irgendwie schon so auf meine Reise freute, gleichzeitig aber auch ziemlich nervös und angespannt war.

Am nächsten Morgen war es dann so weit: Jetzt gab es kein Zurück mehr!

Mit meiner Familie frühstückte ich noch gemütlich beim Stefflbäck, und dann ging es los: Meine Mutter fuhr mich zum Flughafen nach Wien, wo ich mich mit meiner Freundin Stephanie treffen sollte.

Ich habe in meinem ganzen Leben noch nie so einen komplizierten Flughafen wie in Wien gesehen. Bis wir uns endlich fanden, dauerte es fast eine Stunde.

Ich verabschiedete mich von meiner Mutter, die Tränen in den Augen hatte. So weit bzw. so lange war ich noch nie von zuhause weg gewesen.

Stephanie und ich holten uns noch kurz etwas von McDonald‘s und dann ging auch schon unser Flug. Als wir im Flugzeug saßen, konnte ich es kaum glauben, dass ich diese Reise wirklich machte.

Als wir schließlich in London landeten, war es bereits 11:00 Uhr und wir waren hundemüde. Wir hatten ein Zimmer über Airbnb gebucht und machten uns zu Fuß auf den Weg.

Gott sei Dank gibt es heutzutage Google Maps. Meiner Meinung nach eine der sinnvollsten Apps.

Als wir endlich unsere Unterkunft erreichten, waren die Airbnb-Leute etwas sauer, da wir so spät ankamen. Sie zeigten uns unser Zimmer, und wir schliefen innerhalb von zehn Minuten ein.

In der Früh wurde ich um 6:00 Uhr munter, weil mir so kalt war. In London ist halt wirklich der Eisbär zuhause. Wir entschuldigten uns nochmal bei den Leuten für unsere Verspätung, aber sie waren nach wie vor eher distanziert. Wir machten uns nicht viel daraus, da wir in London eh nur vier Tage blieben.

Es regnete den ganzen Tag, aber wir ließen uns die Laune nicht verderben und sahen uns so viele Sehenswürdigkeiten wie möglich an. Vom Big Ben bis zum Buckingham Palace sahen wir uns trotz Regen alles an.

Als wir wieder in der Unterkunft ankamen, waren wir komplett durchnässt und nahmen eine heiße Dusche.

In der folgenden Nacht war es noch kälter als in der ersten, wir zitterten am ganzen Körper. Ich war so froh, dass ich genug warmes Zeug eingepackt hatte, sonst wäre ich in London erfroren.

Mit meinem warmen Pullover und Kuschelsocken schlief ich schließlich langsam ein.

Den nächsten Tag verbrachten wir eher gemütlich, das Wetter war auch besser. Wir aßen traditionell fish and chips und erkundeten die Stadt London. Ich muss sagen, dass London zwar sehenswert war, doch ein zweites Mal muss ich es nicht unbedingt haben. Dieses dauerhaft regnerische Wetter würde mich noch depressiver machen, als ich ohnehin schon war.

Als wir uns am nächsten Tag zum Flughafen aufmachten, war ich sehr nervös. Würde ich wirklich in ein paar Stunden in Australien sein? Irgendwie konnte ich dies nicht begreifen, das war so surreal.

Als wir im Flieger saßen, bekam ich irgendwie Angst. Ich hörte beruhigende Musik von Mumford and Sons und dachte sehr viel über mein Leben nach. Würde ich je wieder glücklich werden? Ich fühlte mich irgendwie einsam und verloren und dachte an meine Familie. Obwohl Stephanie an meiner Seite war, hatte ich schon beim Flug nach Australien Heimweh.

Als wir einen Zwischenstopp in Kuala Lumpur machten, fühlte ich mich wie ein Alien. Am Flughafen starrten mich alle an, weil ich zwischen den ganzen Asiaten mit meinen blonden Locken so auffiel.

Um 18:00 Uhr Abends kamen wir in Sydney an. Ich konnte es kaum glauben. Ich war also wirklich in Australien. Als wir unsere Unterkunft erreicht hatten, war ich unglaublich froh, dass im Badezimmer kein Fenster war, da ich mich so sehr von Spinnen fürchtete.

Ich hatte zuvor zuhause jeden Tag gebetet, dass mir in Australien bitte keine Vogelspinne über den Weg laufen würde. Dieses Gebet half leider nichts. Aber zu dieser Story kommen wir später.

Die ersten Tage hatte ich wegen des Jetlags extreme Schlafprobleme, ich schlief nur zwei Stunden pro Nacht.

Wir schauten uns das Opernhaus und die Harbour Bridge an und waren absolut begeistert.

Ich werde nie diesen Augenblick vergessen, als wir vor dem Opernhaus standen und Fotos für Insta machten, weil ungefähr 100 andere Passanten genau das gleiche taten. Schnell mal ein gutes Foto schießen und gleich an Instagram geben, war natürlich der erste Gedanke. Nervös würde man dann warten, wie viele Likes man wohl bekommen würde.

Im Nachhinein gesehen frage ich mich: Ist es das wert? Reicht es nicht, ein Foto von der Harbour Bridge für mich und meine Erinnerung zu machen? Muss ich wirklich die Bestätigung von 100 Likes erhalten, um mich besser zu fühlen? Aber ich kann mich aufregen, so viel ich will, heutzutage ist das einfach so. Instagram ist das neue Facebook und Facebook ist out. Eigentlich brauche ich mich gar nicht aufzuregen, da ich mittlerweile selbst wieder auf Instagram aktiv bin. Ich muss ehrlich zugeben, dass ich mich ausgegrenzt gefühlt habe, als ich nicht angemeldet war. Schon krass, oder? Aber so ist das eben, für Likes auf Instagram tut man heutzutage alles. Die Fotos auf Instagram handeln meistens von irgendwelchen tollen Sachen – egal, ob schöne Urlaubsbilder, tolle Klamotten oder gutes Essen. Es wird selten die Realität gezeigt/gepostet. Als ich noch meine 500 Abonnenten hatte, fiel mir einmal etwas ganz besonders auf. Als ich abends duschen war, sah ich einen wunderschönen Sonnenuntergang mit lila-roten Farben. Innerhalb von ein paar Minuten hatten mindestens 30 Abonnenten diesen Sonnenuntergang in der Story. Irgendwann dachte ich mir dann, dass ich die Storys von meinen Abonnenten gar nicht mehr anschauen wollte. Das ist absolut nichts Persönliches gegen irgendwen, aber was bringt mir das, wenn ich über dreißig mal den gleichen Sonnenuntergang ansehe? Da schaue ich mir lieber live, ohne Handy, diesen wunderschönen Augenblick an, nur für mich. Solche Momente hat man eh viel zu selten, wo man nur für sich ist.

Wir waren insgesamt eine Woche in Sydney, und zu Stephanies Geburtstag gingen wir aus. Wir aßen am Hafen einen Burger, der richtig lecker schmeckte. Den Hafen von Sydney abends zu sehen, war unglaublich beeindruckend. Aber wieder die gleiche Leier: Jeder zweite machte ein Foto, hauptsächlich für Instagram.

Als wir fertig gegessen hatten, suchten wir eine Bar, wo wir noch einen Absacker trinken wollten. Wir fanden eine Art Pub, das noch bis 01:00 Uhr geöffnet war. Dort lernten wir eine Gruppe Australier kennen, mit denen wir richtig viel Spaß hatten. Einer in der Gruppe war ein Schwede, mit dem ich mich super unterhielt. Sein Name war Ashton und er hatte eine gewissliche Ähnlichkeit mit Ed Sheeran.

Ich trank viel Bier – und so fiel mir durch meinen Rausch auch das Englisch Sprechen leichter. Wir flirteten, was das Zeug hielt, und tanzten eng umschlungen miteinander. Schließlich küssten wir uns und er fragte mich nach meinem Insta-Account. Für mich war das ein absoluter Abturner. Früher hat man noch Nummern getauscht, heutzutage fragt man nur „Wie ist dein Instagram-Account?“ Zu der damaligen Zeit war ich jedoch noch auf Insta aktiv und schließlich gab ich ihm meinen Namen.

Stephanie und ich fuhren erst um 5:00 Uhr in der Früh zu unserem Quartier zurück und ich konnte keine Stunde schlafen.

Am nächsten Tag sahen wir uns den berühmten Bondi Beach in Sydney an. Der Bondi Beach ist bekannt dafür, dass die Leute dort Weihnachten feiern.

Als wir Sydney schließlich fertig besichtigt hatten, war unser nächstes Ziel Brisbane. Als wir nach einer achtzehnstündigen Zugfahrt endlich in Brisbane ankamen, waren wir hundemüde.

Unser Airbnb-Pärchen holte uns direkt am Bahnhof ab und fuhr mit uns in unser neues „Zuhause".

Der Typ hieß Chad, hatte lange Dreads und sah haargenau aus wie Bob Marley. Seine Freundin hieß Sally. Sally war hübsch, war jedoch eher etwas einfacher gestrickt. Stephanie und ich mussten lachen, da Chad nicht einmal beim Autofahren Schuhe trug, sondern barfuß unterwegs war.

Wie wir mit der Zeit bemerkt hatten, hatten wir uns ein sehr alternatives Pärchen ausgesucht, das merkte man schon daran, wie sie ihr Haus eingerichtet hatten. Sie waren sehr liebe Menschen, doch meistens sehr mit ihrer Design-Firma beschäftigt, sodass nicht wirklich eine Kommunikation entstand.

Als wir endlich in Airlie Beach gelandet waren, waren wir mehr als happy, doch als wir mit dem Bus unsere Unterkunft erreicht hatten, waren wir geschockt. Unsere Unterkunft war der reine Albtraum und unsere Gastgeber waren nirgends zu finden. Das Zimmer war dreckig, und die Küche bestand aus einer einzigen Herdplatte. Dass unser WLAN nicht funktionierte, gab uns schließlich den Rest. Wir konnten nicht hierbleiben, so viel war klar. Aber wo sollten wir hin?

Stephanie machte noch ein Nickerchen und dann beschlossen wir, direkt in die Ortschaft zu gehen, die zu Fuß ca. 30 Minuten entfernt war. Dort angekommen, bestellten wir uns auf diesen Schock erst mal ein Essen und einen Wein. Innerhalb kürzester Zeit tranken wir so viel Wein, dass wir total betrunken wurden.

Plötzlich kam eine Frau mit ihrem Golden Retriever zu unserem Tisch, und setzte sich zu uns. Sie trug eine goldene Peace-Kette, hatte Dreadlocks und war das beste Beispiel für einen Hippie. Da wir schon leicht angetrunken waren, plauderten wir mit ihr und sie gönnte sich auch ein Glas Wein. Als wir ihr von unserem Problem erzählten, bot sie uns an, bei ihr und ihrem Verlobten zu nächtigen, da sie gerade ein Haus bauten. Zuerst wollten wir zusagen, doch irgendwie war uns das Ganze ein wenig suspekt.

Schließlich verabschiedete sie sich und ließ uns ihre Handynummer da, falls wir es uns anders überlegen sollten. Immerhin hatten wir eine Möglichkeit, wo wir zur Not nächtigen konnten.

Als wir dann endlich WLAN hatten, stieg unsere Laune etwas. Ich erzählte Stephanie, dass ich die App Couchsurfing auf dem Handy hatte, jedoch noch keinerlei Erfahrung damit hatte.

Stephanie meinte nur: „Was haben wir zu verlieren?“, und so schrieb ich bei Couchsurfing einige Menschen an. Innerhalb von ein paar Minuten meldeten sich gleich mehrere Leute bei uns und fragten, ob wir bei ihnen schlafen wollten.

Ein Typ hieß Jake. Er meinte, dass wir drei Tage bei ihm, seiner Mitbewohnerin Marla und seinem anderen Mitbewohner Andrew wohnen könnten. Stephanie und ich überlegten nicht lange und sagten ihm, dass wir einverstanden wären. Was blieb uns anderes übrig? Als wir ihm zusagten, meinte er nur, dass er in zehn Minuten mit seinem Bus bei uns sei.

Wir tranken so schnell wie möglich unseren Wein aus, und da war er auch schon mit seinem alten, weißen VW-Bus. Jake hatte schwarze kurze Haare und am ganzen Körper Tattoos und Piercings.

Als wir in seinem VW-Bus saßen, wurde uns erst bewusst, wie gefährlich die ganze Situation sein konnte. Was wäre, wenn er uns entführen und vergewaltigen würde? Als wir einstiegen, drehte er mit voller Lautstärke die Musik auf. Parkway Drive, Burns August und viele weitere Metal Bands waren in seiner Playlist enthalten. Ich fühlte mich sofort pudelwohl, Stephanie war etwas skeptisch. Wir dachten in unserem Rausch nicht einmal daran, was uns passieren könnte. Zwei hilflose Mädels bei einem wildfremden Typen in einem weißen VW-Bus? Na toll.

Er fuhr uns zu unserer ersten Unterkunft, wo wir schnell unser Zeug zusammenpackten. Wir schrieben den Airbnb-Menschen einen Zettel, dass wir aus persönlichen Gründen wieder abreisen mussten, und verschwanden von hier.

Und schlussendlich erreichten wir unser neues „Zuhause".

Jake hatte uns schon bei Couchsurfing geschrieben, dass seine Mitbewohner und er in einem Baumhaus wohnten, jedoch glaubten wir, dass er uns in irgendeiner Art auf den Arm nehmen wollte. Aber, nein, es war kein Witz. Es war wahrhaftig ein Baumhaus, wie man es aus Filmen kennt.

Als wir unser Zuhause betraten, waren wir fassungslos. Der Eingang hatte nicht mal eine richtige Tür, auf dem Boden lagen überall Joints und im ganzen Haus waren an jeder Ecke Hängematten zu finden.

Stephanies Blick werde ich wohl nie vergessen. „Ich bleib hier keine Nacht“, meinte sie, und wir beide hatten einen Lachanfall.

Jake sagte uns, dass er noch arbeiten müsste und dass wir uns ganz wie zuhause fühlen sollten.

Marla stellte sich total lieb bei uns vor und kochte sogar für uns. Sie hatte Dreads, war ca. einssiebzig groß und war sehr zierlich gebaut. Außerdem hatte sie ganz spezielle Tattoos auf dem Arm, welche sie mir mit ihrer Bedeutung erklärte.

Wir unterhielten uns eine Zeit lang mit ihr, und dann kam auch schon Jake wieder nach Hause.

Ihr „Balkon“ war eine Mischung aus abgefuckt und dennoch stilvoll. Sie bauten selbst ihre Tomaten und anderes Gemüse an. Der Balkon war mit haufenweisen Lichterketten dekoriert, wie man es von Pinterest oder Tumblr kennt.

Als wir am Abend zusammensaßen, spielten Marla und Jake mit der Trommel ein paar Lieder, Stephanie und ich sangen dazu. Wir gönnten uns eine Flasche Wein und lachten herzlich miteinander. Schließlich ließ ich mich dazu überreden, einen Joint zu rauchen. Ich habe in meinem Leben dreimal gekifft und habe nie irgendwelche Auswirkungen bemerkt. Jeder Körper reagiert ja bekanntlich anders auf „Drogen“. Das einzige, was ich bei Joints merkte, war, dass ich ein wenig müde wurde. Und so gönnte ich mir einen ganzen

Joint alleine. Chemische Drogen habe ich nie angerührt und werde ich auch in Zukunft nie probieren. Ich habe in der Vergangenheit schon öfter die Möglichkeit gehabt, doch ich wollte dies nie probieren. Ich bin für jeden Spaß zu haben, aber für so etwas haben mich meine Eltern einfach zu gut erzogen.

Jake warf uns eine alte, abgefuckte Matratze ohne Decke hin. Stephanie und ich waren geschockt – darauf sollten wir schlafen? Wir waren beide schon so müde, dass wir die alte Matratze in Kauf nahmen und einfach einschliefen. Dank des Joints schlief ich innerhalb von zwei Minuten ein.

Um 6:00 Uhr morgens wurden wir von Babykatzen geweckt, die miauten. Das ganze Baumhaus roch nach dem Urin von den Babys und Stephanie war kurz davor, abzuhauen.

„Wo sollen wir sonst schlafen?“, fragte ich und Stephanie meinte, dass wir in ein billiges Motel gehen sollten.

Jake überredete uns, noch eine Nacht zu bleiben, und so verbrachten wir mit ihm den Tag bei den Wasserfällen. Als wir im Lake River schwammen, war plötzlich neben mir im Wasser eine Vogelspinne. Ich war wie erstarrt und schrie wie am Spieß. Warum zum Teufel können diese grausigen Viecher überhaupt schwimmen? Ich hatte mich schon gewundert, dass wir das Glück hatten, dass uns während der ersten drei Wochen keine Spinne oder Schlange untergekommen war.

Jake schwamm zu mir rüber, beobachtete voller Faszination die Spinne und machte einige Fotos von ihr mit seiner Go Pro. Ich hatte noch immer einen Schock und zitterte am ganzen Körper.

Als wir von unserem Ausflug wieder zurückkamen, hatte ich den nächsten Schock. Wir stiegen vom Auto aus, und was war vor unserer Eingangstür? Richtig, wieder eine Vogelspinne. Wieder schrie ich komplett hysterisch und Jake machte ein Video von mir, weil er meine ängstliche Reaktion so lustig fand.

So ein Pech muss man erst mal haben. Da sieht man drei Wochen keine Vogelspinne und hofft, dass das auch weiterhin so bleibt, und plötzlich sieht man an einem Tag gleich zwei hintereinander. Ich muss jedoch sagen, dass ich es mir schlimmer vorgestellt hatte. Zuhause, in Österreich, hatte ich mir ja im Vorhinein schon darüber Gedanken gemacht, was wohl passieren würde, wenn mir so ein Vieh unterkommen würde.

Als wir wieder in unserem Baumhaus waren, stand er vor uns und ich war schockverliebt. Andrew war sein Name – er war 27 Jahre alt, ca 1,75 Meter groß und ein typischer Surferboy. Er umarmte uns gleich voll lieb und fragte uns, ob wir heute mit ihnen ausgehen würden.

Andrew war Tourguide und war öfters mehrere Tage auf seinem Boot unterwegs. Er hatte Tattoos, war gepierct, genau mein Typ. Er erzählte uns ein bisschen von seinem Leben und wie er nach Airlie Beach gekommen sei. Jake und Andrew waren beide nämlich ursprünglich aus Adelaide und waren dann vor ca. drei Jahren in Airlie Beach gelandet.

Wir setzten uns auf dem Balkon zusammen und rauchten gemütlich ein paar Joints. Andrew spielte mit der Ukulele und Marla sang dazu. Es war eine absolut gemütliche Stimmung und wir genossen es sehr.

Zur späteren Stunde gingen wir mit Andrew und Jake aus, Marla blieb daheim, da sie am nächsten Tag arbeiten musste. Das erste Lokal, in das wir einkehrten, hieß 696 und war total gemütlich. Wir bestellten uns eine Runde Wodka Bull und Andrew und ich tanzten die ganze Zeit miteinander.

Als zwei Mädels bei der Karaoke Shallow von Lady Gaga und Bradley Cooper sangen, stand das ganze Lokal auf den Tischen, sang lautstark mit und leuchtete mit den Feuerzeugen.

Andrew und ich küssten uns zum ersten Mal und ich kam mir vor wie ein verliebter Teenager. So glücklich war ich schon lange nicht mehr gewesen. Von den Depressionen bzw. Angstzuständen war in der Australienzeit keine Spur.

Ich weiß nicht, ob es an den unglaublich lieben Menschen lag oder daran, dass ich mich total in Andrew verschossen hatte, aber in Australien war ich einfach glücklich. Ich machte mir keine Sorgen oder Gedanken um das Morgen, sondern lebte einfach jeden Moment.

Als wir einige Pubs und Lokale besucht hatten, beschlossen wir, uns alle vier noch einen Kebap zu gönnen. Das war der beste Kebap, den ich in meinem ganzen Leben je gegessen hatte, natürlich kostete er auch dementsprechend. Die Preise in Australien waren wirklich der Hammer, aber uns war das egal. Wir kochten fast nie, sondern gingen immer essen.

Einmal kochten wir zusammen mit den Jungs ein Curry. An diesem Abend kamen auch einige Freunde von ihnen ins Baumhaus, mit denen wir uns blendend verstanden. Einer von ihnen hieß Chris, hatte rote Haare und einen Vollbart. Er war auch derjenige, der mir die Band Sticky Fingers empfahl, die mittlerweile meine Lieblingsband geworden ist. Wir plauderten über alles mögliche, sangen Lieder und spielten im Wohnzimmer Tischtennis. Ja, Sie haben richtig gelesen, es war ein Tischtennistisch im Wohnzimmer vorhanden.

Stephanie und ich mussten lachen. Wir waren eigentlich der festen Überzeugung, dass wir hier keine Nacht bleiben würden – schließlich waren wir dann fünf Nächte in „unserem“ Baumhaus.

An den Dreck, die Joints, und den Gestank des Urins der Katzen hatten wir uns langsam, aber sicher gewöhnt. Wir verstanden uns einfach mit unserer neuen Clique so gut, dass wir gar nicht mehr nach Cairns wollten.

Jake sagte uns jedoch, dass die neuen Couchsurfer auf dem Weg waren, und so mussten wir unsere Clique und unser geliebtes Baumhaus verlassen. Wir verabschiedeten uns bei ihnen und gaben jedem von ihnen noch ein kleines Geschenk als Dankeschön für das Übernachten.

So schnell war die Zeit vergangen: Es war unsere letzte Nacht in Airlie Beach. Wir suchten uns ein billiges Motel, wo wir unsere letzte Nacht verbrachten. Wir ließen den Abend gemütlich mit einem Glas Wein ausklingen, ehe wir zu Bett gingen.

Am nächsten Tag machten wir uns dann mit dem Zug auf den Weg zu unserer letzten Station unserer Australienreise: Cairns.

Es war eine vierzehnstündige Zugfahrt, und diese war nicht gerade angenehm. Neben uns war eine junge Frau mit ihrem Kind, das die ganze

Zeit schrie. So hatten Stephanie und ich keine Sekunde Schlaf.

Als wir langsam, aber sicher an unser Ziel kamen, waren wir mehr als erleichtert.

Unsere neuen Gastgeber waren wirklich entzückende Leute mit zwei Kindern namens Brian und Lucas und einem süßen Hund namens Barry.

Außerdem hatten sie einen ziemlich großen Pool, was wir bei der Seite Airbnb gar nicht gelesen hatten. Ich konnte es nicht glauben: In zwei Tagen würden wir schon wieder daheim sein. Daheim bei meiner Familie und meinen Freunden. Irgendwie freute ich mich, aber irgendwie wollte ich auch noch gar nicht nach Hause. Ich hatte mich in Australien bei unseren Jungs so wohlgefühlt, dass ich hoffte, die Zeit würde nie vergehen.

Gott Sei Dank hatten wir uns bei Snapchat und Instagram ausgetauscht, so konnten wir in Kontakt mit ihnen bleiben. In diesem Fall sind die Apps natürlich wieder sinnvoll. Man kann Videos/Snaps vom anderen Ende der Welt in kürzester Zeit erhalten. Meine Grundeinstellung gegenüber Instagram hat sich jedoch nicht geändert. Ich bin zwar angemeldet, bin jedoch selten aktiv.

Unser Gastgeber Ted zeigte uns am letzten Tag unserer Reise in freier Wildbahn noch ein Krokodil – was für ein Abenteuer! Krokodile hat man ja schon oft im Zoo gesehen, aber in freier Wildbahn? Ein absolutes Muss!

Er brachte uns zum Flughafen, und dann war es schließlich so weit. Wir flogen zurück nach Hause – heim zu unseren Liebsten.

Auf dem Flug nach Hause dachte ich viel nach. Was würde ich dort nun machen? Ich hatte wegen der Arbeit schon wieder so einen komischen Druck im Bauch.

Skin Picking

Wieder einmal sah ich mein Spiegelbild und hasste mich selbst dafür, dass ich mir das antat. Meine eigene Haut zu zerstören, bis es wieder blutet. Seit ich 15 Jahre alt war, litt ich unter Dermatillomanie, auch bezeichnet als Skin Picking oder Exkoriationsstörung. Dabei haben die Betroffenen den starken Drang, an der eigenen Haut zu picken.

Genau so war das auch bei mir der Fall. Sobald mich etwas beschäftige, egal, ob in der Schule oder privat, begann ich mir die Haut aufzukratzen. Eine Störung der Hautentfernung kann die Lebensqualität der Betroffenen stark beeinträchtigen – so wie auch bei mir.

Ich habe eigentlich eine schöne, reine Haut, ohne viele Pickel. Durch die Depressionen und den Stress im Alltag zerkratzte ich mir jedoch täglich mein ganzes Gesicht sowie den Hals- und Brustbereich.

Jeden Morgen stand ich für oft zwei Stunden im Badezimmer und verstümmelte mich selbst. Wenn es ein schlechter Tag war, waren es sogar oft mehr als drei Stunden. Ich wusste lange nicht, dass dieser Zwang überhaupt als Krankheit anerkannt wird, bis ich eines Tages im Internet den Begriff dazu las, und ab da wusste ich, dass das eine Zwangsneurose war. Somit war ich nicht allein.

Irgendwie beruhigte mich das. Es gab also auch noch andere Menschen, die unter dieser Krankheit leiden. Laut Studien sind davon hauptsächlich junge Frauen betroffen.

Im Netz las ich unzählige Berichte in Foren über Menschen mit dem gleichen Problem. Ich war erleichtert. Ich war also nicht die einzige, die sich grundlos selbst verletzt.

Teilweise war es so schlimm, dass ich im ganzen Gesicht blutete und es nicht mal mehr zum Überschminken ging. Es war morgens das Erste, was mir in den Sinn kam. Ich stand auf, ging ins Badezimmer und blickte noch halb verschlafen in den Spiegel. Mein Gesicht hatte schon tiefe Wunden, aber ich konnte trotzdem nicht aufhören zu kratzen. Teilweise benutzte ich sogar Stecknadeln, mit denen ich mich weiter verstümmelte. Als ich mich dann wieder erneut komplett verletzt hatte, heulte ich los und verstand die Welt nicht mehr. Warum tat ich mir das an? Ich sah aus wie ein Monster und konnte dennoch nicht aufhören.

Bis die Wunden heilten, dauerte es oft Tage, bis zu einer Woche. Dann kam der nächste Schub. An dieser Zwangsstörung litt ich über zehn Jahre.

Beim Ausgehen mit meinen Freunden sagte ich oft als Ausrede, dass ich Kopf- oder Bauchweh hatte, da ich ihnen nicht die Wahrheit sagen wollte. Ich schämte mich zu sehr, um zuzugeben, dass ich an einer Zwangsstörung litt.

Von Sacreah-Tropfen bis zu Bachblütentropfen versuchte ich alles Erdenkliche, dass ich mir diese nervige „Angewohnheit“ abgewöhnte. Aber es gelang mir nicht. Je mehr ich mir Druck machte, desto schwieriger wurde es.

Das Schlimmste für mich war, dass die meisten meiner Freundinnen eine perfekte Haut hatten und ich mich immer mit ihnen verglich.

Ich kann mittlerweile von Glück behaupten, dass mir keine Narben geblieben sind. Im Nachhinein betrachtet würde ich es natürlich nicht mehr verheimlichen, wie meine Depressionen und die Angstzustände. Ich leide seit Jahren unter einem Seelendruck, sowie Existenz- und Zukunftsängsten. Ich kann nicht erklären, warum, weil mich meine Eltern immer finanziell unterstützt haben, aber die Ängste sind trotzdem da.

Was passiert, wenn ich keinen Partner finde und ich allein bleibe? Was passiert, wenn ich keinen Job finde, der mich erfüllt? All das sind Gedanken, die mich innerlich plagen.

Ich weiß, dass ich mir mit gerade mal 24 Jahren eigentlich über so etwas keine Gedanken machen müsste und dass mir das ganze Leben noch bevorsteht, aber die Gedanken kann ich halt nicht einfach abstellen.

Wie ein Engel mein Leben rettete

Es war Dienstag, der 08. Januar 2020. Diesen Geburtstag werde ich wohl mein ganzes Leben nicht vergessen. Seit gut fünf Monaten nahm ich nun Antidepressiva und die Tage wurden nicht besser, eher schlimmer.

Wir waren bei unzähligen verschiedenen Psychologen und Therapeuten – von Graz und Salzburg bis nach Wien.

Und bei jedem Psychologen hörte ich die gleiche Leier: „Sie müssen gesünder essen, an die frische Luft gehen und Sport treiben."

Ernsthaft? Wenn ich nun mehr Obst esse, würden meine Depressionen verschwinden? Blödsinn. Ich war genervt von den immer wieder gleichen Sätzen, die mir im Endeffekt nichts brachten. Es war jedes Mal das Gleiche und ich konnte dieses Geschwafel schon nicht mehr hören.

Meine Mutter fuhr ganz Österreich mit mir ab, bis wir im Internet schließlich einen Psychotherapeuten in Wien fanden, der mir laut seiner Webseite irgendwie zusagte.

Trotzdem war ich misstrauisch. In den letzten zehn Jahren hatte ich so viele verschiedene Therapeuten kennengelernt, die zwar ganz nett und höflich waren, mir aber nicht bei meinem eigentlichen Problem weiterhelfen konnten. Ich bin sehr wählerisch in puncto richtiger Therapeut. Will man wirklich einem wildfremden Menschen seine intimsten Probleme erzählen, wenn einem die Person nicht mal sympathisch ist? Nein, eben nicht.

Darum sollte die Chemie zwischen Therapeut und Patient auch stimmen, ansonsten bringt das nichts.

Und so fanden wir einen gewissen Dr. Ulf Kistner im Internet. Meine Mutter machte bei ihm den sobald als möglichen Termin aus.

Als der Tag gekommen war, waren wir dank Google Maps nach zweieinhalb Stunden da. Ich schlief während der ganzen Autofahrt wie ein Baby. Meine Mutter weckte mich schließlich und ich hatte keine große Erwartung oder Hoffnung, gab mir aber trotzdem Mühe, nicht aufzugeben. Ich war es meiner Familie schuldig, es zu versuchen. Immerhin bezahlten sie jede Therapiestunde, egal, welche. Hauptsache, es würde mir helfen. Das schlechte Gewissen plagte mich bei jeder Therapiestunde, da meine Eltern immer alles bezahlen mussten. Und die jeweiligen Therapeuten waren wirklich nicht gerade billig.

Das Haus war beeindruckend groß und einsam und verlassen. Außerdem war eine große Herde mit Hirschen vor Ort. Waren wir hier richtig?

„Sieht nicht danach aus, als ob hier arme Leute leben“, meinte meine Mum.

Schließlich parkten wir das Auto auf dem Privatparkplatz und läuteten an der Klingel. Eine junge Frau machte uns die Tür auf und bat uns, uns zu setzen und zu warten. Ich hatte noch nie zuvor so eine schöne und edle Praxis gesehen.

„Die müssen im Geld schwimmen“, sagte ich zu meiner Mutter, als ich plötzlich aufgerufen wurde.

Meine Mutter und ich betraten das Zimmer.

„Mein Name ist Dr. Ulf Kistner, bitte nehmen Sie Platz.“

Der erste Eindruck war eigentlich positiv. Er bat uns ein Glas Wasser an und wir setzten uns. Dann fragte er mich mit ruhiger Stimme: „Frau Schwab, wie kann ich Ihnen helfen?“

Ich war sichtlich überfordert und wusste gar nicht, wie ich anfangen sollte.

„Irgendwas stimmt nicht mit mir“, erklärte ich ihm. Dann erzählte ich ihm Schritt für Schritt von meiner Epilepsie und den täglichen Panikattacken sowie den Verlust- und Zukunftsängsten.

Nachdem er sich auf einem Block Notizen gemacht hatte, unterbrach er mich und meinte, dass ich unter einer schweren Depression leide und auf Reha gehen sollte. Dass ich unter Depressionen litt, war mir mehr oder weniger klar. Dies war nur eine Bestätigung eines Facharztes, der sich in dieser Sparte auskennt.

„Ich gebe Ihnen ein Rezept mit einem Antidepressivum und Stimmungsaufheller."

„Moment mal – geht das nicht ein bisschen zu schnell?", fragte ich verwirrt.

„Liebe Frau Schwab", fuhr er fort, „Sie leiden unter schweren Depressionen, damit ist nicht zu spaßen. Wenn Sie nicht auf Reha gehen wollen, kann ich Sie nicht zwingen. Es wäre jedoch sehr empfehlenswert."

Er sagte mir, dass ich dort Gleichgesinnte treffen würde, die ebenfalls an Depressionen oder ähnlichen psychischen Krankheiten leiden. Außerdem gäbe es dort Gruppen sowie Einzeltherapien, die für mich und meine Psyche sehr wichtig seien.

Wieder zuhause angekommen, erzählte ich meinem Bruder und meinem Vater von der Sitzung und dass ich nicht viel von einer Reha hielt.

Das Antidepressivum und die Stimmungsaufheller nahm ich natürlich. Ich bezweifelte, ob diese mir helfen würden, aber ich wollte natürlich kein Sturkopf sein.

In dieser schwierigen Zeit verbrachte ich viel Zeit bei meinen Großeltern, die mir sehr viel Kraft gaben. Wir unternahmen viele Ausflüge und ich erzählte ihnen, wie es mir ging. In der damaligen Zeit gab es ja noch keine Volkskrankheit mit dem Namen Depression, doch meine Großeltern standen und stehen immer zu 100% hinter mir. Ich war in dieser schwierigen Zeit ziemlich gläubig geworden und betete jeden Tag, dass mir ein Wunder oder Zeichen vom lieben Gott passierten. Aber nichts geschah. Wenn es tatsächlich einen Gott gab, warum half er mir dann nicht?

Monatelang verkroch ich mich im Bett, hatte keine Arbeit und fühlte mich hilflos und allein. Mein Bruder schenkte mir einen Rosenkranz, der mir Glück bringen sollte. Egal, ob beim Einkaufen oder beim Einschlafen, ich trug ihn zu jeder Tages- und Nachtzeit. Ich verließ mein Zimmer nicht mehr ohne den Rosenkranz. Ich bin römisch-katholisch, hatte mich jedoch nie viel mit Gott und Jesus bzw. der Kirche beschäftigt. Der Rosenkranz gab mir Energie und Kraft, jedoch hielten meine Depressionen weiter an.

Ich hatte während dieser Zeit auch stark mit Albträumen zu kämpfen. Ich bemühte mich zwar, indem ich mich mit meinen Freunden traf, aber dieses Einsamkeitsgefühl verschwand trotzdem nicht. Ich schämte mich so sehr. Meine Freunde fragten mich oft, ob ich nun eine Arbeit hätte, und ich musste jedes Mal verneinen.

Monate vergingen und ich hatte noch immer keinen Job. Und, nein, es war nicht, weil ich faul oder sonstiges war, ich war geistig einfach nicht in der Lage zu arbeiten. Es gibt immer wieder Menschen, die sich nicht wirklich den Hintergrund anhören, sondern einfach urteilen. Ich wollte ja wirklich arbeiten, aber ich wusste nicht, wie ich das psychisch bewältigen sollte.

Mittlerweile war ich schon fast ein ganzes Jahr arbeitslos. Es gab in dieser schweren Zeit keinen einzigen Tag, wo meine Familie und meine Freunde nicht hinter mir standen.

An dieser Stelle möchte ich mich bei meinem Bruder, meinen wunderbaren Eltern sowie meinen Großeltern bedanken.

Danke, dass ihr mir immer den Rücken gestärkt habt, wenn ich kurz davor war, mich selbst aufzugeben.

Danke, dass ihr mich immer unterstützt habt, auch wenn ich jeglichen Glauben an mich selbst verlor.

Danke, dass ihr täglich an meiner Seite wart und mich wieder zum Lachen gebracht habt, auch wenn mir nur noch zum Weinen zumute war.

Danke, dass ihr mir stets gute Ratschläge gegeben habt.

Danke, dass ihr mich nie verurteilt und mich immer verteidigt habt.

Danke, dass ihr mit mir Spiele gespielt habt, obwohl ihr gar keine Lust hattet – nur um mir eine Freude zu bereiten.

Danke, dass ihr mir stets zur Seite gestanden habt, obwohl ihr mit dem Thema Depression nie was zutun hattet.

Danke, dass ich mich immer bei euch ausweinen darf.

Danke, dass ihr mir nie Vorwürfe macht oder mich unter Druck setzt.

An meine Großeltern: Danke, Opa und Oma, dass ihr immer an mich geglaubt und mir immer Mut zugesprochen habt. Ich weiß, es ist nicht leicht für euch – besonders da ihr nie mit dem Thema Depression zu tun hattet. Ich bin euch so dankbar für alles.

An meine wunderbaren Eltern: Liebe Mama, lieber Papa, ich weiß, ihr hattet es nicht immer leicht mit mir. Seit fast nun ZEHN Jahren hadere ich mit mir selbst. Seit einer Ewigkeit habe ich schon mit Depressionen zu kämpfen, es war wirklich nicht immer leicht. Ich weiß, dass eure Ehe mit einigen Hürden zu kämpfen hatte, weil sich 90% immer um mich und meine Gesundheit drehten. Ihr habt alles für mich gegeben und ich bin dankbar, wenn ich euch eines Tages nur einen kleinen Teil davon zurückgeben kann.

Ihr seid für mich die stärksten Personen der Welt, ich bin unendlich dankbar, euch zu haben.

An meinen Bruder: Lieber Marco, ich weiß, es war auch ziemlich hart für dich. Bei unseren Eltern war immer das Wichtigste, wie es mir ging. Insgeheim war ich leider oft neidisch auf dich, weil du so viel erreicht hast und so belesen bist.

Es tut mir Leid, wenn ich dir öfters das Gefühl gegeben habe, dass ich neidisch war. Ich hab dies nie bewusst gemacht. Aber sieh es bitte einfach als positiv. Du bist mein großes Vorbild.

Ihr wisst jedoch, dass ich seit meiner Engelserfahrung den Glauben an mich selbst fand, und ich bin überzeugt davon, dass ich ein glückliches Leben führen werde.

Am 08. Januar 2020 war es dann so weit: Dieser Tag sollte mein komplettes Leben verändern. Ich hatte in der Nacht nicht viel geschlafen, weil ich wieder einmal grübelte. Meinen Geburtstag feiere ich normalerweise mit meinen Freunden und meiner Familie recht gerne, doch meinen 23. Geburtstag wollte ich eigentlich nicht wirklich feiern, da ich einfach viel zu depressiv war.

Ich stand morgens auf und wusste, dass etwas anders war. Ich weiß nicht, wie ich Ihnen das beschreiben soll, aber ich hatte das Gefühl, dass über Nacht etwas passiert sei. Als ich aufstand, hatte ich das Bedürfnis, die Kronenzeitung zu lesen, obwohl ich die Zeitung sonst nie lese. Mit Sport & Politik kann ich eigentlich am wenigsten anfangen. Politische Berichte interessierten mich nicht und ich verstand sie auch nicht. Darum war es umso komischer, als ich die Zeitung öffnete, um den politischen Teil in den ersten Seiten zu lesen. Ich verstand jedes einzelne Wort und ich wusste beim besten Willen nicht, wie das möglich war.

Normalerweise meide ich diese Seiten bzw., wie bereits erwähnt, lese ich die Zeitung gar nicht. Und in diesem Moment passierte etwas Unglaubliches: Ich weiß nicht, wie ich dieses Gefühl beschreiben soll, aber es war nicht von dieser Welt. Mich durchströmte ein Gefühl voller Wärme und Liebe im ganzen Körper. Ich weiß nicht, was bzw. warum mir das passierte, aber es war magisch und wunderschön. Ich hatte noch nie zuvor ein solches Gefühl erlebt.

Und in diesem Augenblick wusste ich, dass alles gut werden würde. Ich wusste, dass meine Depressionen heilen würden und ich ein ganz normales, glückliches Leben führen würde. Es war eine Mischung aus Freude und Leichtigkeit.

Sofort rief ich meinen Papa und meinen Bruder an, dass sie nach Hause kommen sollten. Als sie schließlich da waren, berichtete ich ihnen von meinem außergewöhnlichen Erlebnis. Sie waren genauso fassungslos wie ich selbst.

Wir konnten uns nicht erklären, woher dieses Gefühl kam und warum es genau mir geschah.

Wenn es mir schlecht geht, denke ich ganz intensiv an diesen wunderschönen Moment und dann sieht die Welt schon wieder besser aus.

Ich beschloss, diese Erfahrung niemandem außer meiner Familie und einer guten Freundin zu erzählen. Gerade bei so spirituellen Themen muss man aufpassen, wem man so etwas erzählt, ohne dass man für verrückt erklärt wird. Viele Leute sind so übernatürlichen Erfahrungen gegenüber eher skeptisch bzw. glauben nicht daran.

Ich wusste, dass es in meinem Fall etwas Übernatürliches war, aber ich wollte gar nicht zu viel darüber reden, sondern einfach dieses wunderbare Gefühl genießen.

Eines Tages, als meine Freundin bei mir war, unterhielten wir uns über alles Mögliche. Ich hatte wirklich lang überlegt, ob ich ihr diese Erfahrung erzählen wollte, aber dann tat ich es. Ich hatte ein bisschen Angst vor ihrer Reaktion.

Sie schaute mich aber nur an und fragte mich: „Nici, wenn du dir eine Farbe zu diesem Erlebnis aussuchen müsstest, welche wäre das?“

Ich antwortete ihr, dass ich keine Farbe dazu hätte, sondern dass es einfach ein unfassbar schönes Gefühl gewesen sei.

Sie fragte mich erneut: „Aber wenn du dir eine Farbe aussuchen müsstest, die diesem Erlebnis entspricht, welche würdest du wählen?“

Ich überlegte. Am Anfang dachte ich gelb, dann entschied ich mich für weiß.

Als ich ihr dies sagte, blickte sie mich schockiert an und fing an, mir vorzulesen.

„Der Name von Erzengel Gabriel bedeutet die Macht Gottes oder auch die Kraft Gottes. Er ist der Engel der Verkündigung und trägt die Farbe weiß. Die Energie des Erzengels Gabriel ist Hoffnung gebend, freudig, leuchtend und erhellend. Entwicklung, Bewegung, Veränderung zählen zu seinen Bereichen. Die Energie des Erzengels Gabriel wird beispielsweise eingesetzt:

- Um sein Lebensziel zu erreichen
- Um sich seiner Wünsche bewusst zu werden und diese formulieren zu können
- Zur Bestimmung von neuen Zielen
- In Entscheidungssituationen
- Bei Verdrängungen
- Bei Hoffnungslosigkeit und Depressionen
- Wenn man in einer destruktiven Phase steckt
- Um gewonnenes Wissen zu festigen
- Zur Heilung des inneren Kindes
- Um innere Bilder, Träume und Visionen zu verstehen
- Um Trost in Situationen der Verdrängung zu erhalten
- Um Unsicherheit in Sicherheit und Entscheidungskraft zu wandeln

- Zur Begleitung in der Schwangerschaft.“

Ich hatte mich noch nie vorher mit Engeln oder Ähnlichem beschäftigt, demnach war ich ein bisschen schockiert.

Bei Hoffnungslosigkeit und Depressionen? Hatte ich wirklich eine Engelserfahrung erlebt?

Dann gestand sie mir, dass auch sie mit fünfzehn Jahren so eine Erfahrung gehabt hatte und sie in düsteren Zeiten immer dieses warme Gefühl bei sich habe.

Ich konnte es kaum glauben. War mir wirklich der Erzengel Gabriel begegnet oder bildete ich mir das nur ein?

Auf jeden Fall hat mich seit diesem Tag dieses Gefühl nie verlassen. Wenn es mir schlecht geht, denke ich intensiv an dieses Erlebnis zurück, und es geht mir sofort besser. Ich werde diese wunderbare Erfahrung nie vergessen.

Instagram

Alles begann mit einem Foto, das ich in meine Insta-Story gab. Es war ein Bild von meinen Großeltern, zu dem ich schrieb, wie sehr man dankbar für seine Familie sein sollte und dass die Zeit, die man miteinander hat, das Wertvollste auf der Welt sei. Ich finde, man könnte sich ruhig öfters „hab dich lieb" sagen, nicht nur zu Weihnachten oder an Geburtstagen. Man weiß nie, was in der nächsten Zeit passiert, das Leben ist so kurz.

Genau diese Worte schrieb ich in meine Insta Story.

Es dauerte nicht lange, bis mir schon einige Bekannte schrieben und fragten, ob alles in Ordnung mit mir sei, weil ich so einen nachdenklichen Text poste. Ernsthaft? Ich dachte mir: Muss man wirklich immer nur tolle Bilder von Urlauben, Freunden oder vom Ausgehen posten? Kann man nicht einfach mal einen etwas philosophischen Text posten? Anscheinend nicht.

Nachdem mir einige geschrieben hatten, ob alles okay sei, beschloss ich einen weiteren Post zu verfassen. Ich war nicht sauer auf diejenigen, die nachfragten, aber komisch kam es mir schon vor.

Ich werde den Tag nie vergessen, als ich schlussendlich beschloss, meine Depressionen zu veröffentlichen. Es war der Geburtstag meiner besten Freundin und ich wollte einkaufen gehen, um die Zutaten für einen Geburtstagskuchen zu holen. Als ich vor dem Geschäft am Parkplatz stand, begann ich, einen Text über meine Depressionen zu schreiben, ohne groß nachzudenken. Die Zeilen sprudelten richtig aus mir heraus, und dann postete ich es in meine Story.

Ein paar Minuten später dachte ich mir, Scheiße was hast du bitte gerade getan? Gefühlen nach zu urteilen war es eine Mischung aus extremer Erleichterung und Befreiung, aber auch irgendwie trotzdem einem starken Schamgefühl und Angst. Ich zitterte am ganzen Körper und wusste wirklich nicht, was ich machen sollte. In dem Moment hätte ich einfach nur losheulen können, weil ich so eine große Bombe im Internet hatte platzen lassen. Es war wirklich sehr emotional für mich – ich saß im Auto und wusste nicht, was ich machen sollte.

Als ich aus dem Auto ausstieg, lief mir plötzlich eine ehemalige Schulkollegin über den Weg und begann mit mir zu tratschen. Ich wischte meine Tränen weg, und sie erzählte mir von ihren Zwillingen und wie das Leben als Mutter sei.

Scheiße, dachte ich mir. Sie ist schon Mutter von zwei glücklichen Kindern und ich sitze hier, komplett verheult, weiß nicht, was ich mit meinem

Leben anfangen soll, und oute mich im Internet als depressiv.

Sie fragte mich, wie es mir in der letzten Zeit ging und ob ich nach wie vor bei dem Zahnarzt in Bad Mitterndorf arbeiten würde.

Noch immer zitternd erklärte ich ihr in Kurzfassung, was bei mir gerade abging und dass es zurzeit nicht so gut in meinem Leben laufe. Scheiß drauf, dachte ich mir und erzählte ihr urplötzlich von den Depressionen, mit denen ich zu kämpfen hatte. Ich weiß wirklich nicht, warum ich ihr das sagte – wir waren ja nicht befreundet und hatten uns schon ewig nicht mehr gesehen –, aber irgendwas brachte mich dazu und es sprudelte nur so aus mir raus.

Wenn du es jetzt schon der ganzen Instagram-Welt erzählt hast, kannst du es Maria auch erzählen, dachte ich mir.

Sie schaute mich nur an und hörte mir aufmerksam zu. Sie sagte mir, dass sie das nie von mir gedacht hätte, da ich immer so ein Sonnenschein sei, der immer gut drauf ist. Dann erklärte sie mir, dass sie es sehr mutig finde, so eine Nachricht auf Instagram zu schreiben, und dass sie den Hut vor mir ziehe.

Ein paar Minuten vergingen, dann sagte sie mir, dass ich mich nicht unterkriegen lassen sollte und dass sie jetzt aber los müsse.

„Danke für deine lieben und aufbauenden Worte“, verabschiedete ich mich von ihr.

Als sie wegging, hatte ich einen Schock. Hatte ich gerade vor ein paar Minuten bei Instagram wirklich einen Text veröffentlicht, in dem ich mich als depressiv outete? Ich überlegte stark, ob ich dies nun wieder löschen sollte, aber irgendwas hielt mich ab.

Es hatten mittlerweile schon mehrere Leute gesehen und der Druck stieg. Ich war wie erstarrt und konnte nicht einmal die Zutaten für den Geburtstagskuchen für meine beste Freundin holen. So beschloss ich, nach Hause zu fahren und mit meinen Eltern darüber zu reden.

Daheim angekommen, erzählte ich ihnen mit zittriger Stimme, was ich soeben getan hatte, und fiel meiner Mutter in die Arme. Sie meinten nur, dass es meine Sache sei, aber dass sie verdammt stolz auf mich seien, da ich es öffentlich gesagt hatte.

Innerhalb kürzester Zeit kamen Nachrichten von Leuten, die mir schrieben, dass sie ähnliche Situationen hinter sich haben – angefangen von Antidepressiva bis zu Aufenthalten in Kliniken. Einige davon waren gute Bekannte, einige kannte ich nicht einmal. Es hört sich vielleicht blöd an, aber irgendwie war ich stolz, so einen großen Schritt gegangen zu sein.

Ich bekam immer mehr Messages und Kommentare von Bekannten, die mir sagten, wie mutig ich sei, so ein Outing öffentlich zu machen.

Da ich so viel positives Feedback bekam, beschloss ich weiterzumachen. Ich postete Lieder/Songtexte von Künstlern und Bands, die mir in sehr schwierigen Zeiten halfen.

Darunter waren Rock/Metal-Bands wie Linkin Park & Bring me the Horizon, aber auch deutsche Künstler wie Prinz Pi oder australische Songs wie von Xavier Rudd enthalten.

Music is for those who listen, hat schon Shakespeare gesagt.

Ich begann täglich Lieder zu posten und mir war es wirklich egal, was andere dazu meinten. Hier kurz eine Liste mit Songs die mir in meinen schwierigsten Zeiten weiterhalfen:

- Linkin Park – The Messenger
- Linkin Park – Nobodys Listening
- Bushido – Alles wird gut
- Bushdio ft Sido – Erwachsen sein
- Bushido und Sido – Mit nem Lächeln
- Bring me the horizion – Can you feel my heart
- Xavier Rudd – Mystery Angel
- Xavier Rudd – Follow the sun
- Die Ärzte – Himmelblau
- Prinz Pi – Glück

- Prinz Pi – Wunderkind
- Mumford and Sons – Believe
- Mumford and Sons – Hopeless Wanderer
- Mumford and Sons – Snake Eyes
- Avril Lavigne – Keep holding on
- Avril Lavgine – Nobodys home
- Blink 182 – Adam‘s Song
- Pearl Jam – Black
- Pearl Jam – Just breathe
- Nirvana – Something in the way
- Nirvana – The man who sold the world
- Radiohead – Creep
- Florence and the machine – breaking down
- Sum 41 – Crash
- Eddie Vedder – Society
- Johnny Cash –Hurt
- Of Monsters and Men – Little Talks
- The Fray – You found me
- All time low – Missing you
- Soundgarden – Fell on Black Days
- Disturbed – The Sound of Silence
- Dean Lewis – Waves
- Lana del Rey – Summertime Sadness
- Simple Plan – Welcome to my life
- Eminem – Stan
- Slipknot – People=Shit

Als ich die Meinung meiner Freunde hören wollte, sagten die meisten, dass ich es mittlerweile mit meinen ständigen Posts schon übertreibe.

Ich war enttäuscht. Ihr habt doch auch während meiner Depressionen zu mir gehalten, warum unterstützt ihr mich jetzt in meinem Vorhaben nicht? Sie erklärten mir, dass sie sich einfach nur Sorgen machten und der Meinung waren, dass das Posten schon zu viel des Guten sei.

Eine meiner besten Freundinnen hatte mir während der Depressionen einen Brief geschrieben:

Liebe Nici,

dich so traurig und nicht lebensfroh zu sehen wie sonst, hat mich wirklich zum Nachdenken gebracht. Zum Nachdenken, wie ich deine schwierige Zeit vielleicht verstehen könnte und eventuell einen Teil dazu beisteuern kann, dass es dir wieder etwas besser geht.

Deshalb habe ich diesen Brief an dich verfasst.

Ich kann mir vielleicht nicht gut vorstellen, wie es dir tatsächlich geht oder wie es ist, sich schwach und antriebslos zu fühlen. Ich war nie in dieser Situation und wünsche so etwas auch niemandem. Aber ich weiß, dass man in schwierigen Zeiten seines Lebens aufmunternde Worte und gute Freunde sowie seine Familie braucht.

Oft blicke ich aus dem Fenster und sehe, wie Tag für Tag an mir vorbeigeht. Und oft denke ich darüber nach, wie sich die Zeit in den letzten Jahren verändert und geprägt hat. Viele unserer Veränderungen sind positiv, doch andere haben auch ihre negativen Seiten.

Ich habe in der letzten Zeit viel nachgedacht, wie die Zeit uns als Menschen verändert und geprägt hat. Viele unserer Veränderungen sind positiv, doch andere haben auch ihre negativen Seiten.

Um an den Beginn unserer Freundschaft zurück zu gehen, muss ich einige Jahre zurück. Frequency 2014

Ich denke gern an diese Zeit meines Lebens zurück, vor allem, weil von da an viele neue Freunde in meinem Leben dazugewonnen habe. Unter anderem auch dich!

Ich kannte in eurer Clique eigentlich niemanden, ließ mich von Roland dazu überreden. Keine Sekunde habe ich von diesen Camping- und Konzerttagen bereut, denn wir hatten Spaß und konnten viel zusammen lachen. Das Haare waschen im Fluss, die Tage vor dem Zelt mir unseren Campingsesseln (diese hatten auch mal andere Besitzer) sowie die Nächte bei den Konzerten.

Ich fand an unserem Equipment den Trichter (bestehend aus einem dicken Gartenschlauch), der nicht mal durchsichtig war und keine Trinksperre hatte, mit am besten. Ich glaube, verwendet wurde dieser nur einmal

Aber ich glaube auch, dass die guten Sterne ein fester Bestandteil unseres Nachtlebens wurden. Sie sind meiner Meinung nach noch immer ekelhaft und haben mir oft einen schweren Kopf am nächsten Tag bereitet, jedoch blieben meist lustige Erinnerungen.

Die Geburtstagsparty von Lisa und dir ist zum Beispiel die unvergesslichste Story, was die guten Sterne betrifft. Wir waren alle ziemlich benommen davon und es ereigneten sich auch verrückte Geschichten (Lukas eingeschlossen im Klo und Lorenz wurde von der Rettung abgeholt). Eigentlich schlimme Dinge, aber nun lachen wir darüber, wenn wir davon sprechen.

Ich gehe wirklich sehr gerne mit dir essen, weil du mich nicht kritisierst, was ich alles esse. Ich finde, man darf sich doch wohl mal das ganze Programm gönnen (Vorspeise, Hauptspeise plus inklusive Nachspeise). Einfach mal das Leben genießen und nicht daran denken, ob wir davon dick werden.

Ich mag es sehr an dir, dass du in dieser Hinsicht Menschen nicht verurteilst. Ich habe auch das Gefühl, dass du dir von den Menschen vorher ein eigenes Bild machst und nicht an Gerüchte anderer glaubst. Eine weitere tolle Eigenschaft an dir ist, dass du dem Menschen gegenüber aktiv zuhörst und versuchst, geeignete Ratschläge zu finden. Ich denke, du bist eine der wenigen, die viele meiner Geschichten wirklich verstanden haben!

Deshalb erzählte ich dir gerne etwas von mir! Ich hoffe, du hast bei mir vielleicht dasselbe Gefühl.

Ich möchte, dass du weißt, dass du mir immer alles erzählen kannst, egal, was. Ich versuche ebenfalls die Situation zu verstehen und einen geeigneten Lösungsvorschlag dazu zu finden!

Ich möchte dir genau so das verständnisvolle Gefühl geben, so, wie du es mir immer gibst.

Immer, wenn wir gemeinsam etwas unternehmen, wird sehr viel von Herzen gelacht. Ich möchte, dass du nie dieses Lachen verlierst. Dass du immer wieder, egal, wie schwer die Lage derzeit ist, einen Grund zum Lachen findest. Der innerliche Schmerz, Enttäuschungen, Intrigen sowie falsche Menschen versuchen einem immer wieder das Glück, die Fröhlichkeit sowie die Lebensfreude wegzunehmen.

Aber das sollte man verhindern, indem man dagegen ankämpft und auf die bösen Stimmen im Kopf nicht hört! Es kann einem fast alles weggenommen werden, aber über seine positiven Eigenschaften sollte man frei verfügen.

Eine tolle Eigenschaft an dir ist, dass du den Menschen aktiv zuhörst und versuchst, geeignete Ratschläge zu finden. Ich denke, du bist eine der wenigen, die viele meiner Geschichten wirklich verstanden haben. Deshalb erzähle ich dir gerne etwas von mir! Ich hoffe, du hast bei mir dasselbe Gefühl.

Ich möchte, dass du weißt, dass du mir immer alles erzählen kannst, egal, was.

Ich versuche ebenfalls, die Situation zu verstehen und einen geeigneten Lösungsvorschlag dazu zu finden!

Ich möchte dir genau so das verständnisvolle Gefühl geben, wie du mir es immer gibst.

Oft sehe ich aus dem Fenster und sehe Fehler aus meiner Vergangenheit, Taten, die nicht richtig waren, und denke daran zurück, wie ich genau diese Zeit verändern kann.

Heute weiß ich, dass wir langsam versuchen sollten, Vergangenes hinter uns zu lassen, um mit erhobenem Haupte in die Zukunft blicken zu können.

Lass alles Negative und Belastende hinter dir. Denke nur mehr an Schönes in der Vergangenheit zurück und lächle für einen ruhigen Moment. Drehe dich aber nun wieder in die Gegenwart und schließe das Buch der Vergangenheit, um Platz für ein neues zu schaffen.

Als ich diesen Brief las, konnte ich meine Tränen nicht zurückhalten. Ich heulte Rotz und Wasser. Diese Worte berührten mich zutiefst. Ich weiß von ihr persönlich, dass sie nie mit dem Thema Depressionen oder anderen psychischen Krankheiten zu tun hatte, umso mehr freute ich mich über ihre selbst geschriebenen Zeilen. Sie hatte sich somit extra die Mühe gemacht, sich in meine Lage hineinzuversetzen und diese Worte an mich zu verfassen.

Viele Leute, die nie mit Depressionen oder dergleichen zu tun haben, wissen oft nicht, wie sie mit den Betroffenen umgehen sollen. Irgendwie verständlich.

Ich muss ehrlich zugeben, dass ich von dieser Freundin nie erwartet hätte, dass sie sich so in mich hineinfühlen kann. Wir waren jetzt schon seit über fünf Jahren befreundet, jedoch ging es in unseren Gesprächen immer eher um oberflächliche Dinge wie die Arbeit, Freunde etc. Nie hätte ich gedacht, dass sie sich solche Mühe macht und so einen tiefgründigen Text für mich verfasst. Aber so ist das mit Freundschaften. Manche halten Monate, manche Jahre, und ganz wenige für immer.

Ich wollte diesen Brief von ihr eigentlich nie veröffentlichen, darum verwende ich hier auch keinen Namen. Meine Freundin will anonym bleiben.

Jedoch habe ich ihr einige Worte zu sagen.

Liebe … – Ich will hier deinen Namen nicht nennen, aber ich danke dir für deine herzlichen und liebenswerten Worte. Ich bin so froh, dich zu haben. Danke, dass du immer für mich da bist und zu mir hältst.

Einige Tage waren vergangen und ich beschloss erneut, einen Text über meine Depression zu schreiben.

Schlussendlich wurde es ein Bericht, der über vier DinA4-Seiten lang war.

Ich überlegte gründlich, ob ich diesen Text ins Netz geben sollte oder nicht. Man muss bei Outings immer bedenken, dass auch negative Kommentare kommen, aber das hatte ich natürlich bedacht. Trotzdem entschloss ich mich dazu, meinen Text zu veröffentlichen.

Mein Outing im Internet

Mein relativ spontanes Outing über meine Depression in meiner Insta-Story war so eine wahnsinnig große Überwindung für mich, darum wollte ich das Ganze eigentlich ein bisschen für mich sacken lassen.

Jedoch habe ich nun beschlossen, diesen Text (eigentlich ist es ja ein Bericht) zu veröffentlichen, da ich es einfach loswerden will bzw. schon immer wollte.

Außerdem posten andere auch täglich eine Story, aber wie gesagt, ich muss mich ja vor niemandem rechtfertigen.

Ich habe nie geglaubt, was so ein Outing bei einem selbst auslösen kann. Irgendwie ist man stolz, aber irgendwie ist man auch angespannt, da man halt weiß, dass nun einige Leute etwas sehr Persönliches von deinem Leben wissen. Auch wenn ich einmal geschrieben habe, dass es mir scheißegal ist, was die Leute sagen oder denken, irgendwie ist es einem dann noch nicht ganz egal – sehr schwer zu beschreiben.

Auch in Zukunft werde ich nicht öfter etwas posten als früher, da es mir einfach nicht so wichtig ist und ich mich lieber mit Freunden, Familie, Büchern oder Filmen beschäftige. Darum werdet ihr wahrscheinlich nach diesem Beitrag in den nächsten Tagen/in der nächsten Zeit nicht mehr so viel von mir auf Instagram hören.

Also, ich werde jetzt keine Influencerin, die täglich was von ihrem Leben postet, falls ihr das denkt. Wenn andere dies machen und täglich ihre Gefühle ausdrücken wollen, ist das natürlich total okay.

Für mich persönlich habe ich einfach bemerkt, dass es sinnlos ist, über vier Apps (Insta, Snapchat, Facebook, Whatsapp) mit meinen Freunden zu kommunizieren, das stresst mich einfach nur – deshalb habe ich Snapchat gelöscht und bereue es keine Sekunde. Die einzig wirklich sinnvolle App ist meiner Meinung nach Whatsapp. Man kann damit den Kontakt zu Freunden/Familie halten und sich dabei Fotos zuschicken, ohne zu zahlen.

Und nein, ich schreibe diesen Aufsatz jetzt nicht, weil ich glaube, ich kann die ganze Welt verändern. Ich habe mir das wirklich (nicht wie bei meiner spontanen Outing-Story) gründlich überlegt und empfinde es als absolut richtig.

Ich hatte die Nachricht mit dem Outen nie geplant, ich hatte generell null geplant, mich hier hunderten von Leuten zu öffnen, weil ich mich eben immer für diese Krankheit geschämt habe. Und, ja, es ist eine Krankheit, eine, die man wirklich ernst nehmen sollte, da Depressionen im schlimmsten Fall sogar zu Selbstmord führen können.

Diese Ich-erzählte-der-Welt-jetzt-alles-Message habe ich mehr oder weniger im Affekt geschrieben (darum waren auch einige Rechtschreibfehler enthalten). Ich habe sie reingepostet, ohne groß nachzudenken. Ein paar Minuten später habe ich mir dann gedacht: Was hast du bitte getan? Ich habe richtig gezittert, weil ich irgendwie einen Schock hatte, dass ich das nun so vielen Leuten erzählt habe.

Ich hatte so Angst davor, wie die Leute jetzt über mich reden werden, ob sie mich als aufmerksamkeitsgeil sehen, weil ich innerhalb von ein paar Tagen so viel reingepostet habe und im Internet so eine extreme Bombe habe fallen lassen, oder ob sie mich einfach nur anders ansehen, weil ich doch für die meisten nach außen hin immer ein Sonnenschein war, der gut drauf ist.

Ich bin auch ein absolut positiver Mensch, der sein Leben liebt, sehr viel lacht und während der ganzen Zeit immer die Hoffnung/den Glauben hatte, dass ich aus diesem Tief wieder herausfinden würde (bin ich ja schlussendlich auch). Mir geht es zurzeit sehr, sehr gut.

Nur weil man mal ein extremes Tief hat, bedeutet das nicht, dass man ein negativ denkender Mensch ist, ganz und gar nicht. Ich bin nach wie vor ein geselliger, offener Mensch, geh gerne fort, hab Spaß, genieße mein Leben und würde mir wünschen, dass mich nun die Leute nicht anders sehen oder ansehen als vor diesem Post. Das wird wahrscheinlich schwierig werden, denn ich bin mir sicher, dass mich einige nun anders behandeln als vorher. Ich bin aber nach wie vor dieselbe Person.

Ja, ich habe eine schwierige Zeit hinter mir, aber meine fröhliche Seite war NIE Fassade, mein Grundwesen als Mensch ändert sich ja dadurch nicht, „nur" weil ich hier ehrlich meine Meinung schreibe.

Depressionen oder andere psychische Krankheiten werden einfach von der Gesellschaft nach wie vor nicht ernst genug genommen, obwohl es schon um einiges besser geworden ist. Eigentlich hat jeder Mensch, der depressiv ist, des Öfteren Suizidgedanken, das kann ich euch zu 100 % sagen.

Eigentlich ja logisch: Wenn nur tolle und schöne Gedanken da wären, wäre man nicht depressiv, oder? Es sagt nur niemand, weil es jedem so peinlich ist bzw. in unserer Gesellschaft nach wie vor ein absolutes Tabuthema ist, nicht oft angesprochen bzw. verdrängt wird und die Leute ein Drama draus machen oder eine Hysterie auslösen, sobald das Wort Suizid fällt (auch wenn es manchmal „nur" Gedanken sind).

Dasselbe mit dem Wort Antidepressiva. Sobald jemand Antidepressiva nimmt, wird er oft als Psycho oder Ähnliches abgestempelt, obwohl das kompletter Blödsinn ist.

Es sind einfach notwendige Medikamente (sonst würde es diese nicht geben), die einem Menschen helfen sollen, wieder auf die Beine zu kommen, eigentlich was komplett Normales, wie wenn man sehr starke Schmerzen im Rücken hat und Schmerzmittel dagegen nimmt. Der Vergleich wirkt jetzt vielleicht lächerlich, aber es ist im Prinzip so.

Ich selbst habe auch in den letzten fünf Monaten Antidepressiva genommen, aber nicht weil es so super lustig war, sondern weil ich einfach nur noch verzweifelt war und Angst hatte.

Es ist in den letzten Monaten sehr schwer für mich und meine Familie gewesen. Die Leute sehen mich z.B. beim Spazieren oder Skifahren und reden wieder hinterrücks („Die soll depressiv sein?"). Dabei wollte ich nur an die frische Luft gehen, Sonne tanken und wieder auf die Beine kommen.

Auch mit 18 Jahren habe ich für ein halbes Jahr Antidepressiva genommen und sie haben mir wirklich sehr geholfen, aber NATÜRLICH habe ich davon niemandem erzählt, weil es so peinlich war. Ich hätte schon allein das Wort Depression nie laut ausgesprochen, weil ich viel zu viel Angst hatte, dass mich die Leute abwerten. Es ist außerdem SEHR wichtig, Antidepressiva langsam und in Absprache mit dem behandelnden Arzt abzusetzen. Dennoch sollte man sich meiner Meinung nach gut überlegen, ob man die Depression eventuell ohne Tabletten besiegen kann, da es wirklich krasse Bomben sind, die man in seinen Körper wirft.

Zusammengefasst:

Ich wollte diese Message mit euch teilen, weil mein Hauptziel war, anderen Menschen zu helfen die dieses Problem oder ähnliche Probleme kennen (Angst vor Zurückweisung etc.).

Ja, ich wollte es endlich auch für mich offen zugeben, aber der erste Grund war, bei irgendjemandem da draußen was zu bewirken.

Wie sich rausgestellt hat, kennen dieses Problem sehr viele, da ich in kürzester Zeit über 50 positives Feedbacks von lieben Leuten bekommen habe, die in der gleichen oder ähnlichen Situation waren, angefangen von Antidepressiva bis zu Aufenthalten in Psychatrien. Namen und Erzählungen dieser Personen werde ich hier natürlich nicht nennen.

Diese Nachrichten haben mich so wahnsinnig gefreut, obwohl ich eigentlich damit gerechnet habe, negative Kommentare zu erhalten (womit man ja auch logischerweise rechnen muss, wenn man so eine Nachricht veröffentlicht).

Jedoch DANKE an diejenigen, die mir so lieb geantwortet haben (ich hab mich seeehr gefreut über jede einzelne Nachricht).

Und sorry, wenn ich jemandem vergessen habe zu antworten. Ich habe einfach echt viele Nach-

richten und vielleicht vergessen, ein oder zwei Personen zu antworten.

Auch meine Freunde standen alle hinter mir – sie gaben mir sehr viel Kraft. Eine meiner besten Freundinnen hat mir gleich nach diesem Outing eine Nachricht geschickt, wie unfassbar stolz sie auf mich ist und dass nur ganz wenige Menschen so einen Mut haben, das wahre Ich der Insta-Welt zu zeigen, obwohl es hinter der glücklichen Fassade so vielen schlecht geht.

An diese Freundin: Maus, ich hoffe, wenn du das hier liest, weißt du, dass du gemeint bist und es für mich wirklich Balsam für die Seele war, diese Worte zu hören, thanks again <3)

Instagram ist ja nicht nur schlecht. Diese Plattform hat natürlich auch positive Seiten wie das Werben einer Firma oder auch Tipps und Tricks für Mädels mit Akne, Hautproblemen etc.

Viele, ja mittlerweile sehr viele Menschen sind berufstätig auf Instagram, und ich glaube sehr wohl, dass auch dies anstrengend bzw. mit Stress und Druck verbunden ist, da man ja morgens genau so früh aufstehen muss, bei Fotos immer und überall hübsch aussehen soll und seine Follower täglich auf dem Laufenden halten will. Ich glaube, wenn ein bekannter Blogger längere Zeit nichts von sich hören lässt, dass dann viele Follower ungeduldig oder sogar böse werden. Außerdem ist ein großer Konkurrenzkampf da, da es mittlerweile schon so viele Influencer gibt.

In der Relation ist es jedoch eine Scheinwelt, in der die meisten (fast) immer nur schöne Sachen posten. Sei es ein tolles Bikini-Foto am Strand, ein gutes Essen, perfekte Pärchenfotos (obwohl die Beziehung zu der Zeit schon oft am Schwanken ist) oder ein Bild beim Wandern. Natürlich ist ein Foto von Bergen, Sonnenuntergängen oder tollen Reisen schön – keine Frage!

Aber warum posten wir das? Für andere! Sobald ein gutes Foto entsteht, ist der erste Gedanke: Das muss ich bei Instagram posten! Mir kommt sogar teilweise so vor, als wenn viele (nicht alle) z.B. die Stadt Rom und die eigentliche Geschichte dahinter nicht mehr interessiert, sondern dass sie nur ein Foto vom Trevi-Brunnen posten, um viele Likes zu erhalten. Einige warten dann schon richtig nervös, wie viele Likes sie in kürzester Zeit wohl bekommen werden.

Irgendwo hab ich sogar mal gelesen, dass es am besten ist, wenn man mittwochs oder sonntags am Abend ein Foto reinstellt, da dann besonderes viele Menschen auf „Gefällt mir" drücken.

Auf der anderen Seite ist es für viele auch eine Bestätigung, die sie brauchen, weil sie vielleicht früher in der Schule stark gemobbt wurden. Man darf natürlich nicht alle Menschen in einen Topf werfen.

Auf jeden Fall habe ich, wie bereits erwähnt, mit Freunden und Bekannten sehr oft über dieses Thema gesprochen. Aber das ganze Diskutieren bringt halt auch im Endeffekt nichts, es müssen Taten folgen.

Naja, Social Media ist sowieso eine eigene Wissenschaft, wer weiß, wohin das alles noch führt.

Was ich noch einmal deutlich sagen will:

Nehmt euch diese Worte bitte zu Herzen, urteilt nicht immer gleich über andere Menschen, wenn ihr die Vorgeschichte nicht kennt. Wenn es euch schlecht geht, redet darüber und schämt euch NICHT! Es ist keine Schande, Schwächen zu haben – wir sind alle nur Menschen. Es ist eher eine Stärke, Schwächen zuzugeben.

In diesem Sinne hör ich jetzt auf zu schreiben, sonst wird der Text nie enden.

Das erste Bild von mir mit silbernen/grauen Haaren, oder welche undefinierbare Farbe das auch sein mag, soll einfach zeigen, dass man nicht immer perfekt zeigen muss, sondern manchmal einfach nur Blödsinn machen sollte. Das Haare Färben war nämlich definitiv eine Spontanaktion! Aber egal, spontan ist oft am besten. Das zweite Bild soll einfach bedeuten, dass es einem wirklich mehr egal sein soll, was die Leute reden, denn es wird IMMER geredet. Eine sehr große Challenge war es, bei dem Foto zu posieren, da ich das nicht wirklich kann bzw. mir oft dabei blöd vorkomme.

Danke, Tina, fürs Foto machen ☺

Ich habe noch nie so einen langen Text (außer in der Schule) geschrieben und würde mich natürlich freuen, wenn ihr euch die Zeit nehmt, ihn zu lesen.

Im Nachhinein gesehen hätte ich bei diesem Outing noch seitenlang weiterschreiben können.

Die Worte sprudelten nur so aus mir heraus und somit wusste ich, was ich die ganze Zeit loswerden wollte. Es war wie eine schwere Last, die plötzlich von mir abfiel. Einfach mal ehrlich zu sagen, was einen schon seit Monaten belastet, war sehr befreiend. Ich hatte zwar gründlich überlegt, mich zu outen, hatte aber keine Ahnung, was mich erwarten würde. Was denken die Leute wohl jetzt über mich?

Doch wie bereits in meinem Outing geschrieben, bekam ich sofort positives Feedback. Einige schrieben mir, dass es wahnsinnig mutig von mir sei, mich so der Öffentlichkeit zu präsentieren. Sehr viele Bekannte sagten mir, dass sie auch schon Depressionen oder ähnliche Krankheiten gehabt hätten oder haben und dass sie wissen, wie schwierig es sei, überhaupt aus dem Bett aufzustehen.

Es ist immer leichter, mit Betroffenen über solche Themen zu reden, da man weiß, dass sie einen wirklich verstehen können. In meinen schlimmsten Depressionsphasen waren meine Freunde immer an meiner Seite. Eine meiner besten Freundinnen hat mir zum Geburtstag eine ganz besondere Kette mit einem Stein geschenkt, der gegen Depressionen helfen soll, sowie einen selbst geschriebenen Brief, in dem sie mir schrieb, warum ich ihre beste Freundin sei.

Ich hatte in meinem Beitrag nie vor, Instagram nur schlecht zu reden. Wie bereits erwähnt, ist meiner Meinung nach Instagram nicht nur negativ. Ich will hier nicht heucheln – mittlerweile habe ich die Instagram- sowie die Snapchat-App wieder auf dem Handy, benütze sie jedoch relativ selten. Wenn ich auf Instagram gehe, dann ist es nur wegen der lustigen Videos. Eine meiner Freundinnen hat mir mal persönlich gesagt, dass sie bei den ganzen perfekt geposteten Fotos langsam, aber sicher depressiv werde.

Wenn ich so nachdenke, kann ich bei mir gar nicht mehr genau sagen, was der Auslöser für meine Depressionen war. Angefangen hat es damals, wie in meinem ersten Kapitel beschrieben, mit unglaublich starkem Liebeskummer. Aber das war ja nur der Anfang, die Depressionen wurden immer schlimmer. Als dann noch das Mobben in der Schule dazugekommen ist, war ich psychisch richtig am Boden.

Ich kann Ihnen gar nicht mehr sagen, wie ich das bemerkt habe. Ich weiß nur noch, dass ich mich jeden Tag im Bett verkroch, mich antriebslos und schwach fühlte – und nichts mehr aß.

Depressionen sind so vielfältig. Manchen Menschen merkt man es überhaupt nicht an, da sie von außen immer taff und fröhlich wirken. Aber der Schein trügt oft, hinter der Fassade sieht es oft ganz anders aus. Stille Wasser sind bekanntlich tief.

Als ich mich bei Instagram geoutet habe, haben mir einige Bekannte geschrieben, dass sie das nie bei mir vermutet hätten, da ich von außen immer gut drauf wirkte. Wer will schon zugeben, dass er depressiv ist? Richtig, niemand.

Wenn wir z.B. einen alten Schulkollegen treffen, ist die erste Frage „Wie geht es dir“ – und es wird gelogen. Zu 90% sagt man „Danke gut“ – obwohl es einem vielleicht gar nicht gut geht.

Die zweite Frage ist „Was machst du nun“ – was mir persönlich immer unangenehm war, da ich lange Zeit arbeitslos war bzw. bin. Wer will schon zugeben, dass man arbeitslos ist? Wieder richtig, auch niemand. Es ist uns peinlich, zuzugeben, dass wir keinen Job haben, während andere gerade ihren Master im Studium geschafft haben. Obwohl dies eigentlich nichts mit der Person an sich zu tun hat, fühlt man sich wertlos und abgestempelt. Man schämt sich dafür, keine Arbeit zu haben.

Das Gleiche gilt für Tinder. 80% der Typen fragen Standardfragen wie „Wie geht's“ und die zweite Frage lautet: „Was machst du beruflich?“ Wer will bitte einem wildfremden Typen sagen, dass es einem schlecht geht? Man schreibt automatisch „Danke, gut, und dir?“, obwohl es einem vielleicht gerade beschissen geht. Aber wer will schon wirklich wissen, wie es einem geht? Die meisten fragen nur höflicherweise, wie es einem geht, wirklich interessieren tut es jedoch die wenigsten.

Mit meiner Familie hab ich immer ganz offen über meine Depressionen gesprochen, da sie ja merkten, wie ich mich immer mehr zurückzog. Sie versuchten immer, sich in mich hineinzuversetzen und standen immer zu 100% hinter mir.

Doch wenn ich gewusst hätte, was dieser Post in mir auslöst und worauf das alles hinauslaufen würde, hätte ich es nie gepostet.

Graz

Meine Familie und meine Freunde meinten, ich solle das mit dem Posten nun auf sich beruhen lassen und dass es reichte. Ich postete jedoch weiter Musik von inspirierenden Bands, die mir in der Depression wirklich weiterhalfen. Meine Lieblingsband Linkin Park gab mir mit ihren Songtexten immer wieder Hoffnung. Chester Bennington hatte ebenfalls jahrelang mit Depressionen zu kämpfen, welche er in seiner Musik verarbeitete. Bei ihm nahm dies leider kein gutes Ende. Er nahm sich im Juli 2019 das Leben. Kaum zu glauben, dass das jetzt schon wieder zwei Jahre her ist. Ich werde den Tag nie vergessen, als ich es erfuhr. Wir waren im Urlaub in Cavallino, das liegt ca 20 km von Jesolo entfernt. Meine Familie und ich waren gerade beim Nachtisch, als mein Vater seine Nachrichten beim Handy checkte und plötzlich laut sagte „Linkin-Park-Sänger tot" – in diesem Moment setzte für einen kurzen Moment mein Herz aus.

„Wie bitte?", fragte ich mit zitternder Stimme.

„Linkin-Park-Sänger Chester Bennington ist tot", sprach er erneut. Ich war wie erstarrt und hoffte, dass die Schlagzeilen etwas falsch verstanden hatten, doch innerhalb von ein paar Minuten war es überall zu lesen, Chester Bennington beging Selbstmord.

Als er weiterlas, konnte ich meine Tränen nicht mehr zurückhalten. Mein Vater fragte mich verwirrt, was los sei. „Das ist doch nur ein Sänger“, meinte er.

Ich rannte aus dem Lokal und brach zusammen. Mein größtes Idol hatte sich umgebracht. Ich konnte es nicht glauben. Überall in den Medien war diese Tragödie zu hören oder zu lesen.

Zwei Monate zuvor hatte sich der gute Freund von Chester Bennington, Chris Cornell, ebenfalls umgebracht.

Meine Mutter nahm mich in den Arm und beruhigte mich. Wieder in unserem Hotel angekommen, rief ich meine beste Freundin an und heulte ihr ins Handy. Ihr werdet euch – wie mein Vater – sicher denken, dass das total übertrieben ist, aber dieser Mensch war mein persönlicher Held. Seine Songtexte gaben mir in den schwierigsten Zeiten Halt und Kraft. Ihm zu Ehren habe ich mir sogar am Fuß ein Linkin-Park-Tattoo stechen lassen. Ein Lied von Linkin Park mit dem Namen „The Messenger“ ist mein absolutes Lieblingslied und gibt mir nach wie vor immer wieder Hoffnung. Hoffnung auf Gesundheit. Hoffnung auf ein glückliches Leben ohne Depressionen und Angstzustände. Als er verstarb, wurde in den Medien geschrieben, dass es nach seinem letzten Lied „One more light“ vorhersehbar war, dass er sich umbringen würde. In dem Refrain wird es ja wirklich angedeutet. „Who cares if one more light goes out, in the sky of a million stars?“

Dieses Lied war meiner Meinung nach nur der letzte Hilfeschrei. In fast allen Linkin-Park-Songs ging es um Depressionen, Seelendruck oder Angstzustände. Eines meiner absoluten Favorites ist ein Lied, das eher unbekannt ist. Es nennt sich „Nobody‘s listening“. Auch hier wird ganz klar beschrieben, dass er nach Hilfe schrie, ihm aber keiner richtig zuhörte.

Refrain: „I told you everything loud and clear, but nobody‘s listening.“

Immer wieder hatte Chester Bennington in Interviews erwähnt, wie schwer es gewesen sei, gegen die Depressionen anzukämpfen. Jahrelang hatte er mit Angstzuständen und psychischen Problemen zu kämpfen. In vielen Interviews kann man sehen, dass er alles Erdenkliche versucht hat, um gesund zu werden – schlussendlich jedoch erfolglos.

Ich kann von Glück sagen, dass ich zwei Mal die große Ehre hatte, Linkin Park live zu sehen. Ich höre nach wie vor die Linkin-Park-Lieder, es ist jedoch nicht mehr dasselbe wie früher. Ich vermisse ihn immer noch und kann es immer noch nicht richtig realisieren, dass er nicht mehr unter uns ist.

Ein weiteres Beispiel ist die berühmte Sängerin Selena Gomez. Seit Jahren leidet sie wegen ihrer On-Off-Beziehung mit ihrem Ex Justin Bieber an Depressionen und vor zwei Jahren outete sie sich öffentlich als bipolar.

Die Stars können sich die besten Therapeuten oder Psychologen leisten, jedoch bringt einem das ganze Geld der Welt auch nichts, wenn die Seele vor lauter Schmerz schreit.

Naja, zurück zum Thema: Dass meine Freunde nicht verstehen konnten, warum ich das Ganze postete, zehrte sehr an mir. Gerade von ihnen hätte ich mir Lob erhofft. Aber wenn man mit so etwas Persönlichem an die Öffentlichkeit geht, muss man damit rechnen, nicht nur positive Rückmeldungen zu erhalten. Was ist, wenn einige Influencer nun meinen Beitrag lesen und mich dafür hassen? Immerhin verdienen die Blogger ihren Lebensunterhalt damit. Ich konnte gar nicht mehr ruhig schlafen und steigerte mich immer mehr hinein. Dass mich eine unerwartete Psychose treffen würde, hätte ich mir im Leben nie gedacht bzw. wusste ich zu dem Zeitpunkt gar nicht, was eine Psychose eigentlich war.

Ich machte meinen Freunden Vorwürfe, dass sie nicht genug für mich da seien, und beleidigte sie auch mit Sätzen wie: „Ihr seid Gift für mich."

Außerdem log ich des Öfteren und plauderte in meiner Psychose Geheimnisse von meinen Freunden aus.

Ich wollte sämtliche Posts sowie Apps von meinem Handy löschen, aber es ging nicht. Snapchat und Co. ließen sich nicht mehr von meinem Handy löschen. Vor lauter Panik und Nervosität drückte ich immer die falschen Tasten, bildete mir jedoch ein, dass Mark Zuckerberg dahintersteckte. In meinem Wahn glaubte ich, dass Mark Zuckerberg das alles deaktiviert hätte und gegen mich vorgehen wollte. Ich nahm mir sogar fest vor, Facebook zu verklagen. Ja, ich weiß, das hört sich im Nachhinein ziemlich lustig an. Damals war es aber einfach nur angsteinflößend.

Ihr denkt euch jetzt sicher: „Was hat die für einen Klapps?", aber genau das passiert in einer Psychose. Realitätsverlust und Verfolgungswahn zählen auch zu den Symptomen. Ich weinte nur noch, weil es mir so vorkam, die ganze Welt sei gegen mich. Außerdem überkam mich die Angst vor den Influencern. Ich hatte komplette Panik, traute mich nicht mehr aus meinem Zimmer und sagte meinen Eltern, dass sie nicht rausgehen dürften.

Ich versteckte mich in meinem Zimmer, weil ich Angst hatte, dass die Blogger vor meinem Haus auf mich warten und mir oder meiner Familie etwas antun würden.

Zu diesem Zeitpunkt ahnte noch niemand, was uns erwarten würde. Ich löschte in meiner Verwirrtheit alle meine Bekannten bei Facebook und entfolgte meinen eigenen Freunden auf Instagram. Außerdem sagte ich, dass die ganze Gesellschaft mich psychisch missbraucht habe, obwohl mir niemand etwas getan hatte. Ich postete Lieder von Nirvana, z.B. „All Apologies“, und wollte allen meinen Freunden ein schlechtes Gewissen einreden, obwohl sie nichts getan hatten.

In meiner Verzweiflung bat ich meinen Vater, mit mir in eine Therme zu fahren, um ein wenig abzuschalten. Obwohl meine Eltern dies nicht für eine gute Idee hielten, überredete ich schlussendlich meinen Vater. Wir beschlossen nach langem Überlegen, dass wir nach Leoben ins Asia spa fuhren.

Zu meiner Familie sagte ich, dass ich wegen der Influencer ins Zeugenschutzprogamm musste, jedoch reagierten sie nicht wirklich darauf. Ich hatte wirklich große Angst, dass Blogger, die meinen Bericht gelesen hatten, mir oder meiner Familie etwas antun würden.

Ein paar Monate zuvor hatte ich ein Bewerbungsgespräch bei einer Versicherungsfirma. Als ich das Gebäude betrat, kam mir eine junge Frau mit blonden langen Haaren entgegen und bat mich rein. Unser Gespräch fing ganz normal an und sie fragte mich, warum ich laut meines Lebenslaufes schon länger nicht gearbeitet hätte.

Ich sagte ihr, dass ich seit einiger Zeit unter schweren Depressionen litt und dass in meinem Leben gerade eine Ausnahmesituation herrsche.

Sie sagte mir, dass bei einem Bewerbungsgespräch Ehrlichkeit das A und O sei und dass sie meinen Instagram-Post gern lesen würde.

Zuerst überlegte ich, und dann dachte ich mir: Was hast du zu verlieren? Also zeigte ich ihr meine selbst geschriebenen Zeilen bei Instagram und Facebook.

Als sie meinen Bericht fertig gelesen hatte, antwortete sie mir, dass sie es wahnsinnig inspirierend finde, dass ich mich im Internet geoutet habe und dass nur ganz wenige Leute den Mut besitzen, um zu ihrer Krankheit zu stehen. Sie erzählte mir im Vertrauen dass eine gute Freundin von ihr auch an schweren Depressionen litt.

Dann erzählte ich ihr von meiner Engelserfahrung, die ich an meinem Geburtstag gehabt hatte.

Wir schweiften immer mehr vom eigentlichen Bewerbungsgespräch ab und fanden uns in einer spirituellen Welt wieder. Veronika und ich unterhielten uns über alles Mögliche, außer über die Arbeit. Sie erzählte mir, dass auch sie schon einmal eine Engelserfahrung erleben durfte und dass das ganz etwas Besonderes sei. Schließlich sagte sie mir, dass sie glaube, dass ich so eine Art Medium oder Ähnliches sein könnte und dass ich eine ganz besondere Seele bin.

Ich war geschockt. Ich hatte schon öfter immer im Fernsehen Dokumentationen oder Serien über Medien oder anderen übernatürliche Wesen geschaut, jedoch wäre mir nie in den Sinn gekommen, dass ich so etwas sein könnte.

Sie sagte mir, dass sie ganz offen und ehrlich mit mir sein wollte und dass sie vermute, dass dieser Job als Versicherungsberaterin nicht der Richtige für mich sei.

Dass ich eine sehr soziale Ader habe, wurde mir schon öfters gesagt. Jedoch habe ich nie darüber nachgedacht, das auch beruflich zu machen.

„Ich sehe dich in einem sehr sozialen Beruf, Nicole, und nicht den ganzen Tag am Schreibtisch“, meinte sie.

Ich vertraute ihr sogar meine Epilepsie an. Sie meinte, dass die Epilepsie auch ein Zeichen dafür sei, dass meine Seele schreit.

Weiters erzählte ich ihr von den ganzen Mobbing-Geschichten, die ich in der Schule erlebt hatte. Veronika sagte mir, dass Mobbing Gift für die Seele sei – aber das wusste ich auch im Vorhinein. Wir zwei waren auf einer ganz besonderen Ebene, so etwas hatte ich vorher noch nie bei einem Menschen empfunden.

Wir verabschiedeten uns mit einer Umarmung und sie sagte mir, dass sie sich wahnsinnig freue, mich kennenzulernen, und dass ich ein ganz besonderer Mensch sei. Danach stieg ich komplett verwirrt in mein Auto. Als ich im Auto saß, dachte ich gründlich über das soeben geführte Gespräch nach. So läuft normalerweise kein übliches Bewerbungsgespräch ab. Während der Autofahrt fragte ich mich selbst immer wieder, ob ich wirklich so eine Art Medium sei oder ob mir diese Frau Humbug erzählt hatte.

Als ich daheim war, erzählte ich meinen Eltern von diesem außergewöhnlichen Bewerbungsgespräch. Ihnen war das ganze sichtlich unheimlich, und sie meinten nur, dass ich das schleunigst vergessen sollte.

In derselben Nacht träumte ich noch einmal von dieser Frau und unserem Gespräch. Irgendwie war mir das Ganze selbst unheimlich, doch je mehr ich mich mit diesen übernatürlichen Dingen beschäftigte, desto mehr glaubte ich, was mir Veronika gesagt hatte.

Im Internet las ich unzählige Artikel und Beiträge über Medien, Engel und andere spirituelle Wesen. Ich beschäftigte mich seit diesem Gespräch immer mehr mit übersinnlichen Dingen und glaubte wirklich, selbst ein Medium zu sein.

Langsam, aber doch bildete ich mir dann gewisse Dinge ein. Ich sah mich als eine Art Engel und glaubte, ganz spezielle Fähigkeiten zu besitzen. Ich sagte zu meinen Eltern, dass ich die Natur beeinflussen und mit Verstorbenen kommunizieren könnte. Meinem Papa wollte ich vermitteln, dass ich mit unserer damaligen Katze kommunizieren könnte. Ich sagte ihm, dass ich die Gabe habe, mit Tieren auf eine ganz spezielle Art und Weise zu kommunizieren. Mein Vater sagte nicht viel dagegen, aber ich wusste, was er dachte.

Des weiteren behauptete ich, die Gedanken von Menschen lesen zu können. Meine Familie machte sich große Sorgen um mich, da sie nicht an Magie oder Dinge dieser Art glaubte. Ich steigerte mich immer mehr hinein, beschäftigte mich nur noch mit Mystik und übernatürlichen Wesen.

Dass ich eine Engelserfahrung gehabt habe, davon bin ich nach wie vor überzeugt. Dies war wohl eines der schönsten Erlebnisse in meinem Leben. Jedoch war alles andere – wie Medien, Hexen etc. – reine Einbildung, die durch meine Psychose entstand.

Ich erzählte meiner Familie und meinen Freunden, dass ich es regnen lassen könnte und dass ich so eine Art gute Hexe mit besonderen Fähigkeiten sei. Dass ich zu dieser Zeit schon unter einer Psychose litt, war mir und meiner Familie sowie meinen Freunden natürlich nicht klar. Jedoch merkten sie innerhalb dieser Zeit, dass ich seltsame Wesenszüge entwickelte. Zu meinen Freunden sagte ich, dass ich hellseherische Fähigkeiten hätte und ihnen die Zukunft voraussagen könnte.

Ich sagte Lena z.B, dass sie in naher Zukunft wieder mit ihrem Ex-Freund zusammenkommen würde. Einem meiner besten Freunde erzählte ich, dass auch er eine Art Engel sei und dass wir geboren seien, um Gutes in der Welt zu bewirken. Zu diesem Zeitpunkt fanden sie das Ganze zwar schon komisch, dachten jedoch nicht an die weiteren Folgen. Als ich meinen Eltern sagte, dass ich mit dem verstorbenen Mann einer guten Bekannten kommunizieren könnte, schimpften sie regelrecht mit mir. Sie meinten, dass mich das nichts angehe und dass sie ihre Trauer alleine bzw. mit ihren Kindern bewältigen musste. Als der Streit eskalierte und ich nur noch weinte, weil meine Familie mir nicht glaubte, rief ich eine gute Freundin namens Alice an und fragte sie, ob ich bei ihr schlafen könnte.

In meiner Verzweiflung rief ich sogar meinen Ex-Freund an und schrieb ihm bei Whatsapp, da er noch nie ein Fan von Instagram war und ich somit glaubte, er würde mich verstehen. Ich bat ihn um ein Treffen und fragte ihn, ob er auch an Engel glaube. Es kam nie eine Antwort zurück – irgendwie verständlich – ich machte mit meinen Aussagen über diese natürlichen Wesen allen Angst.

Eines Tages hatte ich einen schweren Nervenzusammenbruch und meine Mutter weinte auch bitterlich, weil sie so überfordert mit mir und der Situation war. Es kam zu einem heftigen Streit, da sie mir immer wieder sagte, es stimme etwas nicht mit mir. Als mein Vater nach Hause kam, schrie er mich an, was mit mir los sei, und es eskalierte.

Mein Bruder machte in seiner Verzweiflung für mich einen Termin beim Herrn Pfarrer in Grösling aus. Zuerst wollte ich gar nicht hingehen. Als mich meine Familie jedoch darum bat, gab ich mir einen Ruck und ging hin.

Ich erzählte ihm alles – angefangen vom Kommunizieren mit Verstorbenen, bis hin zum Gedanken lesen. Unser evangelischer Pfarrer ist wohl eine der ruhigsten und liebsten Personen überhaupt, wusste jedoch am Anfang nicht wirklich, was er antworten sollte. Er erklärte mir, dass in der Bibel stehe, dass man die Toten ruhen lassen sollte und dass meine speziellen „Fähigkeiten“ wieder weggehen würden. Der Pfarrer sprach das Vaterunser und gab mir einen Zettel mit einem Gebet mit, das ich jeden Tag vorm Einschlafen durchlesen sollte.

Als ich wieder heimkam, weinte ich erneut, da ich merkte, wie ich dem Herrn Pfarrer Angst gemacht hatte. Ich verspürte so viel Schmerz und vergoss unendlich viele Tränen, da mir niemand Glauben schenkte.

Zu dieser Zeit war ich mir auch sicher, dass ich eine Thrombose am Fuß hatte. Es ist schwer zu beschreiben, aber mir kam es so vor, als ob mein linker Fuß nicht mehr zu meinem Körper gehörte. Wir waren zur Kontrolle bei unserem Arzt, der mir sagte, dass eine Thrombose völlig ausgeschlossen sei. Meine Mutter meinte, dass ich mir das alles einbilde, doch ich war mir sicher, dass mein Fuß nicht mehr zu meinem Körper gehörte.

Ein weiteres Beispiel war eine meiner besten Freundinnen namens Katharina. Ihr Vater war Jahre zuvor gestorben, und ich erzählte ihr, dass ich in Kontakt mit ihrem Vater treten könnte. Als ich ihr dies am Telefon sagte, legte sie sofort den Hörer auf und schaltete das Telefon ab.

Ich sprach ihr sicher 30 Sprachnachrichten bei Whatsapp rauf, und wollte mich für meine unsensible Art entschuldigen. Ich bombardierte sie regelrecht mit Anrufen und Nachrichten, doch sie meldete sich nicht zurück. Ich hatte sie mit dieser Nachricht am Telefon total überrumpelt und wollte mich dafür entschuldigen. Ich blieb die ganze Nacht munter und fuhr sinnlos mit dem Auto herum, nur um zu warten, bis sie sich endlich meldete. Erfolglos. Als es schließlich 2:00 Uhr in der Nacht war, beschloss ich, zu ihrem Haus zu fahren und anzuläuten. Ich dachte gar nicht daran, dass ich ihre Familie wecken könnte, ich wollte nur zu ihr. Als nach ca. fünfzig Nachrichten noch immer keine Antwort kam, gab ich auf und fuhr wieder.

Zu dieser Zeit bildete ich mir auch ein, dass ich durch Telepathie Justin Bieber helfen könnte, seine Depressionen zu lösen. Ich führte im Auto Selbstgespräche und sprach Sätze wie „Justin, du wirst wieder gesund".

Um 3:00 Uhr in der Früh fuhr ich bei meinem Bruder vorbei und wollte ihm gute Energie senden, damit er endlich besser schlafen könnte. Mein Bruder leidet seit Jahren an Schlafstörungen, und ich glaubte wirklich, mit meinen „Fähigkeiten" dieses Problem lösen zu können. Ich wollte ihm telepathisch positive Energie senden.

Als Katharina mir am nächsten Tag noch immer nicht zurückschrieb, sie jedoch bei Whatsapp online war, schrieb ich ihr, dass ich wusste, dass sie es Laura erzählt hatte, da ich meiner Meinung nach Gedanken lesen konnte. Als sie nach wie vor nicht antwortete, schrieb ich Laura, dass ich genau wüsste, dass Katharina ihr alles erzählt hatte. Ich drohte, ihnen die Freundschaft zu kündigen, falls sie irgendjemandem von meinen Fähigkeiten erzählen sollten.

Zu dieser Zeit schrieb ich außerdem einigen Bekannten, die ich eigentlich nur vom Fortgehen kannte, sehr merkwürdige Sachen. Einer meiner Bekannten war z.B. Jan, dem ich bei Instagram mein Leid klagte und dem ich erzählte, dass mir meine Freunde eine manische Depression einreden wollten. Er schrieb mir kurz und bündig zurück, dass er keine Ahnung habe, warum ich ihm das alles sage und dass ich das Ganze mit meinen Freunden selber klären sollte.

Wenn ich mir jetzt diese Nachrichten durchlese, schäme ich mich in Grund und Boden.

Ein anderer Bekannter war Paul, den ich um einen Schlafplatz bat, da ich es zuhause nicht mehr aushielt. Auch er schrieb mir höflicherweise zurück, sagte mir jedoch, dass er keinen Platz zum schlafen habe. Irgendwie war das klar, ich kannte diesen Typen nur vom Sehen, hatte mit ihm noch nie wirklich geredet.

Ich hatte immer größere Streitereien mit meinen Eltern, da sie mir nicht glaubten und ich mich somit total missverständen fühlte. Als ein Streit wieder einmal eskalierte, randalierte ich in meinem Zimmer. Ich riss die ganzen Fotowände und Plakate meiner Freunde runter sowie jegliche Deko. Ganz allein fuhr ich nachts mit dem Auto herum und ging in eine Bar namens Sky. Es waren insgesamt drei Leute in der Bar, die mich alle komisch anschauten, als ich das Lokal ganz alleine betrat. Ich bestellte mir ein Mango Pago und redete ein wenig mit dem Kellner über das Leben. Am liebsten hätte ich diesem Wildfremden meine ganze Lebensgeschichte erzählt, doch irgendwas hielt mich davon ab. In dem Lokal wünschte ich mir von K.I.Z. das Lied „Hurra die Welt geht unter". Als ich dort den ganzen Abend verbrachte, riefen mich meine Eltern besorgt an und fragten, wo ich denn sei. Aber ich wollte allein sein. Weit weg von meiner Familie und meinen Freunden, die mich sowieso nicht verstanden. Ich redete mir immer wieder selbst ein, dass sie nicht genug für mich da wären und dass sie mir sowieso keinen Glauben in Bezug auf meine „Fähigkeiten" schenkten.

Eines Tages schrieb ich einer Bekannten von mir, ob sie einmal Lust hätte, sich zu treffen. Mia ist eher eine Außenseiterin, die immer eher allein unterwegs war. Ich wollte ihr helfen und glaubte, ihr durch meine speziellen Fähigkeiten mehr Lebensfreude schenken zu können. Als wir eines nachmittags spazieren gingen, redeten wir zuerst ganz belangloses Zeug, führten also nur Smalltalk. Dann fragte sie mich jedoch, warum gerade ich mich mit ihr treffen wollte.

Ich fragte sie ganz ehrlich, ob sie glücklich in ihrem Leben sei und ob sie nicht auch manchmal das Gefühl habe, dass die ganze Welt gegen sie sei. Sie fing an zu weinen und ich nahm sie in den Arm. Mit zittriger Stimme erklärte sie mir, dass sie schon 14 Jahre an schweren Depressionen leide und dass sie sich nichts mehr wünschen würde, als eine gute Freundin an ihrer Seite zu haben. Sie sagte mir, dass sie schon immer etwas „anders“ gewesen sei und dass sie in der Schule auch schon stark gehänselt wurde. Außerdem klagte sie über ihr Gewicht, das ihr immer wieder zu schaffen machte.

Mit ruhiger Stimme erklärte ich ihr sanft, dass ich eine Art Medium sei und Menschen mit Problemen helfen könne. Sie schaute mich verwirrt an und war irgendwie ängstlich, das sah man ihr deutlich an. Als ich sie fragte, ob alles okay sei, sagte sie nur, ich solle weiterreden.

„Mia, ich kann deine inneren Blockaden und Depressionen lösen“, antwortete ich. „Du kämpfst sehr mit dir und deinen Selbstzweifeln, ich kann dir helfen, dass das Ganze besser wird.“

Sie lächelte zufrieden und fragte nur, wie das möglich sei.

Ich erzählte ihr, dass ich erst seit an paar Tagen von meinen Fähigkeiten wisse und dass ich noch selbst etwas überfordert sei, dass es jedoch meine Aufgabe sei, Menschen in solchen Notsituationen zu helfen.

Als ich sie schließlich fragte, ob sie sich für Mystik interessierte, schaute sie mich mit großen Augen an.

Sie meinte nur, dass sie sich schon immer für Übersinnliches interessiert hätte und dass sie ein großer Fantasyfreak sei, der Herr der Ringe, Harry Potter und Star Wars liebt.

„Mia, ich glaube, dass du so eine Art gute Hexe mit weißer Magie bist und dass du – genau wie ich – besondere Fähigkeiten besitzt."

Sie schaute mich komischerweise gar nicht entsetzt an, sondern lachte nur – sie nahm das Ganze nicht ernst.

Ich erzählte ihr von den Geschehnissen der letzten Tage und davon, was mir widerfahren war. Es war sehr schwer einzuschätzen, ob sie mir nun glaubte oder ob sie mich für komplett verrückt hielt. Als sie schließlich sagte, dass sie mir glaubte, war ich extrem erleichtert. Es war die erste Person, die mich trotz meiner „Fähigkeiten" für normal hielt.

Wir unterhielten uns noch eine Weile und dann bedankte sie sich bei mir, dass ich mir extra die Zeit genommen hatte, um ihr zu helfen.

Wir umarmten uns, und mir rannen die Tränen herunter. So ein schönes Gefühl hatte ich schon lang nicht mehr erlebt.

Wir beschlossen, dass wir auch in Zukunft viel Kontakt miteinander haben werden, was jedoch nicht der Fall war. Unsere Wege trennten sich nach diesem Gespräch wieder, aber das war mir egal. Ich war mir sicher, dass ich ihre Depressionen geheilt hätte. Das war für mich alles, was zählte.

Als ich meiner Familie davon erzählte, konnte ich in ihren Gesichtern sehen, dass allen dreien zum Weinen zumute war.

„Ich weiß, ihr glaubt mir nicht, aber ich habe gerade die Depressionen einer guten Bekannten gelöst.“

Sie schwiegen nur und meinten nicht viel dazu. Ich bin davon überzeugt, dass sie zu dieser Zeit schon stark spürten, dass etwas nicht mit mir stimmte, jedoch nicht gegen mich sprachen.

Ich erstellte eine Gruppe bei Whatsapp, die hieß: „Das hier ist keine Sekte“, in die ich einige wenige Bekannte hinzufügte. In dieser Gruppe waren Mia, Julia, und ein paar weitere, denen ich schrieb, ob sie mit mir ausgehen wollten.

Eines Abends gingen wir dann wirklich fort und hatten eine Menge Spaß. Ich wollte gar nicht über meine Familie oder meine eigentlichen „Freunde" nachdenken, sondern einfach die Zeit mit meinen neuen Freunden genießen.

Wir gingen in ein Lokal, das sich Xox nannte.

Einer weiteren Bekannten schrieb ich bei Instagram, ob sie einmal mit mir auf einen Kaffee gehen wolle, da ich sie schon immer bewundert hatte. Sie schrieb zwar höflicherweise zurück, verstand jedoch nicht, warum ich gerade ihr schrieb, weil wir ja eigentlich nichts miteinander zu tun hatten. Ich suchte krampfhaft nach neuen Bekanntschaften oder Freundschaften, da mich meine alte Clique ja im Stich gelassen hatte. Das redete ich mir zumindest ein.

Meine Familie merkte langsam aber doch, dass ich nicht mehr ganz bei Sinnen oder besser gesagt in einem völligem Ausnahmezustand war. Sie sagten jedoch nichts dagegen, da sie wussten, wie stur ich sein kann. Im Nachhinein gesehen vermute ich, dass meine Eltern eh schon länger überlegten, ob sie mich nach Graz fahren sollten, da ich so viel Unglaubwürdiges von mir gab. Sie wollten jedoch noch warten, bevor sie handelten.

Mein Papa und ich beschlossen, in eine Therme zu fahren, um den ganzen Stress etwas zu verarbeiten.

In Leoben angekommen, sagte mein Papa zu mir, dass wir uns ein paar schöne Tage in der Therme machen würden und dass alles gut werden würde. Ich verbrachte dort jedoch meine Zeit nur am Handy. Mein Papa versucht immer, eine Kommunikation mit mir aufzubauen, ich starrte jedoch nur auf das Display.

In Leoben schrieb ich in meiner Euphorie sogar dem Account von Prinz Pi, dass er, Sido und Bushido mich mit ihren Liedern und Texten vorm Selbstmord bewahrt hätten.

Mein Papa bekam natürlich mit, dass ich nur noch am Handy war.

Als ich dann am Morgen beim Frühstück einem Kellner 10€ Trinkgeld geben wollte, weil ich sagte, dass wir sowieso reich werden würden und ich in Kontakt mit Mark Zuckerberg sei, fing ich mit meinem Vater einen heftigen Streit an. Weiter erklärte ich ihm, dass ich mich bald mit Bill Gates höchstpersönlich treffen würde. Ich beleidigte meinen Vater und sagte ihm, dass ich nichts mehr mit ihm zu tun haben wolle und dass ich allein in der Therme bleiben würde. Wir schrien uns richtig an und er war den Tränen nahe. Mir war das egal, ich wollte einfach meine Ruhe – ich fühlte mich von allen im Stich gelassen.

Als ich dann zu diesem Zeitpunkt bei Facebook noch gehackt wurde, bekam ich Panik. Ich bildete mir Sachen ein und glaubte, dass der Hacker zu uns nach Leoben kommen und uns etwas antun würde. Mein Papa hatte wirklich Angst um mich, das war sichtlich zu erkennen. Ich bat ihn, gemeinsam mit mir zu beten und ruhige Energie an den Hacker zu senden.

Im Nachhinein gesehen war dies natürlich total übertrieben. Gehackt wurde ich, ja, aber dass der Hacker zu uns kommen und uns was antun würde, war natürlich kompletter Schwachsinn. Mein Vater wollte mich zur Vernunft bringen, aber ich verlor komplett den Bezug zur Realität.

In der folgenden Nacht blockierte ich ganz viele Leute auf Facebook, unter anderem sogar meine Freunde, da ich Angst hatte, dass sie mir etwas antun würden.

Ich war sicher bis halb 4 in der Früh munter, und mein Papa war schon sehr beunruhigt, da ich mich nicht schlafen legte. Er befahl mir, mein Handy wegzulegen und endlich zu schlafen.

Ich bekam immer stärkere Verfolgungswahn und Wahnvorstellungen, wusste nicht, was mit mir los war. Genau das sind die Zeichen einer Psychose, aber das wussten wir zu diesem Zeitpunkt noch nicht.

Als wir am nächsten Morgen wieder heftig stritten, schrie er mich an, was mit mir los sei und dass die ganze Situation nicht mehr normal sei.

Als er mir sagte, dass wir heimfahren würden, verweigerte ich dies und sagte ihm mit lauter Stimme, dass ich allein in der Therme bleiben würde. Schließlich sah mein Papa keinen anderen Ausweg mehr und verständigte hinter meinem Rücken die Polizei sowie die Rettung.

Ich war allein im Hotelzimmer, als es plötzlich an der Tür klopfte und die Polizei vor mir stand. Ich wusste im ersten Moment überhaupt nicht, was ich sagen sollte, und fand das einfach komplett lächerlich und übertrieben. Drei Polizisten sowie drei Rettungssanitäter kamen ins Zimmer herein und sagten mir, dass mein Vater die Rettung verständigt hatte, da ich etwas von einem Selbstmord erzählt hatte. Ich war total überrumpelt und sie baten mich, mich erst einmal hinzusetzen und genau zu erzählen, was passiert war.

Ich erklärte ihnen mit zittriger Stimme, dass ich einen Streit mit meinem Vater gehabt hatte, dass sonst aber alles gut sei. Sie ließen mich nicht mal richtig zu Wort kommen und sagten mir, dass wir nun nach Graz in die Sigmund-Freud-Klinik fahren würden. Ich weigerte mich und sagte ihnen, dass sie mich nicht zwingen könnten.

Eine Polizistin namens Carina war so lieb und beruhigte mich total. Sie nahm mich in den Arm und sagte mir, dass es wegen meiner Anmerkungen zu einem Suizid das Beste für mich sei, wenn ich mit dem Krankenwagen mitfahren würde. Ein männlicher Polizist namens Christian war dagegen sehr streng und sagte mir wütend, ich solle nun mein Zeug zusammenpacken und dass wir nun gleich fahren würden. Ich weigerte mich nach wie vor und wollte ihnen allen erklären, dass ich in keine Klinik gebracht werden musste.

Als dann noch eine Psychologin ins Zimmer kam, die mich befragte, konnte ich meine Tränen nicht mehr halten. Ich heulte los und fragte mich, wie mein Vater mir das antun konnte.

Insgesamt verging über eine Stunde, in der die Polizisten und die Psychologin auf mich einredeten, dass ich nach Graz mitfahren solle. Irgendwann gab ich den Kampf schließlich auf und folgte den Polizisten zum Rettungswagen. Gott, das alles war mir so schrecklich peinlich.

Als wir an der Rezeption vorbeigingen, konnte ich mich vor lauter Scham nicht mehr halten und brach zusammen. Als sie mich in den Rettungswagen brachten und anschnallten, kam ich mir wie Michael Myers höchstpersönlich vor.

Im Krankenwagen bettelte ich immer wieder, ob Carina bitte mit mir mitfahren könnte, aber sie hatte Nachtschicht und konnte mich somit nicht begleiten. Im Krankenwagen war dann eine andere Polizistin namens Marion, die mich streng anschaute und kein Wort mit mir wechselte.

Während der Fahrt fragte ich komplett verheult, wie der Name der Polizistin sei und wie sie mir alle so etwas antun konnten. Schließlich sagte sie mir, dass ich ihr sowieso nicht glauben würde, was sie zu sagen hatte. Dem stimmte ich zu. Ich wollte ihr sowieso nicht glauben, bzw. eigentlich wollte ich gar nicht hören, was sie zu sagen hatte.

Auf der Fahrt nach Graz dachte ich nach, wie es so weit kommen konnte. Ich weinte noch immer und hoffte, wenn ich nachgab und mit nach Graz fuhr, dass sie sehen würden, dass ich mir nichts antun würde, und mich anschließend wieder gehen lassen würden. Ich hoffte, dass mein Vater in Graz auf mich warten würde und dass ich dann mit ihm in Ruhe wieder nach Hause fahren durfte.

Doch dem war nicht so. Als wir in Graz waren, stieg ich aus dem Krankenwagen aus und ging mit zwei Polizisten an meiner Seite durch den Eingang. Mir war das alles so schrecklich peinlich, ich wollte einfach nur nach Hause.

Nach einer gefühlten Ewigkeit des Wartens musste ich mich dann einem Verhör von Ärzten unterziehen. Eine Krankenschwester, sie hieß Claudia, zumindest stand das auf ihrem Hängeschild, bat mich, mich hinzusetzen. Marion war noch immer da und setzte sich neben mich. Claudia hatte lange braune Haare, ein Piercing und ein Tattoo am rechten Oberarm. Dürfen Krankenschwestern überhaupt Piercings tragen?, war mein erster Gedanke.

„Nicole“, sagte eine Ärztin mittleres Alters zu mir, „weißt du, warum du hier bist?“

„Natürlich weiß ich das“, antwortete ich schroff.

Nach einigen Fragen sagten sie mir, dass ich über Nacht in die geschlossene Abteilung kommen würde und wir am nächsten Tag die weiteren Dinge besprechen würden.

Für mich war es ein Schock. Die offene Abteilung kannte ich bereits von Salzburg, das war ja harmlos. Aber die geschlossene Abteilung? Ich bekam es mit der Angst zu tun. Zu viele Psychothriller hatte ich gesehen, wo sich Patienten in der geschlossenen Abteilung befinden, die wirklich unheimlich sind. Einer der bekanntesten ist wohl Shutter Island. Ich wollte nicht in die geschlossene Abteilung, konnte jedoch nichts machen. Bitte, lieber Gott, lass das alles nur ein böser Albtraum sein, dachte ich mir. Doch der liebe Gott ließ mich im Stich. Es war kein Albtraum, es war die Realität. Da mein Vater bei der Polizei angegeben hatte, dass ich mich umbringen wollte, hatte ich keine andere Möglichkeit, als hierzubleiben.

Claudia brachte mich mit dem Lift ins erste Stockwerk, wo sich die geschlossene Abteilung befand. Ich weiß nur noch, dass ich unglaubliche Angst hatte, der Rest ist wie verschwommen.

An die erste Nacht in Graz kann ich mich null erinnern. Es ist wie ein Blackout – ich hab keine Ahnung mehr, wie mich die Schwestern in mein Zimmer brachten oder ob ich überhaupt schlief.

Genau so wenig kann ich mich an den nächsten Morgen erinnern. Laut meiner Eltern besuchten sie mich gleich am nächsten Tag, doch mir fehlt jegliche Erinnerung. Vielleicht lag es einfach daran, dass ich so viel weinen musste und nicht mehr klar denken konnte.

Die folgenden Tage blieben mir im Gedächtnis. Eine meiner Zimmerkolleginnen hieß Jessica und hatte blonde, mittellange Haare. Sie trug einen knallroten Strickpulli und stellte sich bei mir vor. Sie war ebenfalls 24. Sie erzählte mir, dass sie an Schizophrenie leide und wegen Selbstmordgedanken auch hier sei. Ihre Eltern kamen zu Besuch und stellten sich bei mir vor. Jessica war ein liebes, aufgeschlossenes Mädel, das aber sehr zum Melodramatischen tendierte. Sie sagte mir, dass sie eigentlich eine Künstlerin sei und dass Künstler ihre emotionale Seite in der Öffentlichkeit zeigen. Sie war sehr nah am Wasser gebaut und heulte wegen jeder Kleinigkeit. Meiner Meinung nach etwas übertrieben, aber so war sie eben. Sie meinte immer wieder, dass ihre künstlerische Ader außergewöhnlich sei und dass sie eines Tages berühmt werde.

Nachdem wir ein paar Tage im gleichen Zimmer verbracht hatten, hatte ich mich an ihre spezielle Art gewöhnt. Jessica lieh mir ihren roten Pullover, da ich meine eigenen Sachen nicht anziehen wollte. Zu viele schlechte Erinnerungen waren damit verbunden. Sie zeigte mir den Aufenthaltsraum, wo wir dann auch immer frühstückten oder zu Abend aßen. Ich muss zugeben, dass das Essen im LSF ziemlich lecker war. Zum Frühstück gab es Wurst und Käse, aber auch Süßes. Zu Mittag konnten wir immer zwischen drei Essen wählen und am Abend bekamen wir jeden Tag Obst und ein Joghurt.

Als Jessica und ich zusammen in den Raucherraum gingen, sah ich mir die Wände genauer an. Dort waren unzählig viele Sprüche, Gedichte von berühmten Poeten sowie mathematische Formeln zu lesen, alles von vielen verschiedenen Patienten selbst geschrieben.

Wir verbrachten unsere Freizeit viel im Raucherraum und knüpften auch dort Kontakte mit den anderen Patienten. Obwohl mir vor Zigaretten eigentlich grauste, fing ich im LSF ebenfalls an zu rauchen. Irgendwie beruhigte mich das.

Eine weitere Zimmerkollegin von mir war Janine, aber sie selbst nannte sich Bella. Sie war eine quirlige, ja sehr lustige Person, die mich immer zum Lachen brachte. Sie sagte mir, dass sie von

Pietro Lombardi schwanger sei, was natürlich kompletter Humbug war. Bella behauptete, dass sie Heath Ledger in Graz begegnet sei und dass alle Berühmtheiten wie Elvis Presley und Co in Wahrheit noch am Leben und irgendwo untergetaucht seien. Weiter sagte sie mir, dass die Chinesen unsere Welt zerstören wollten und sie sie psychisch missbraucht hätten. Unbewusst (oder auch bewusst) manipulierte sie mich so, dass ich ihr den ganzen Blödsinn abkaufte. Genauso wie ihre Schwangerschaft. Alles komplett frei erfunden und verlogen. Ich cremte sie sogar am Bauch ein und massierte sie, um dem angeblichen Baby etwas Gutes zu tun.

Im Nachhinein schäme ich mich dafür, diesen Humbug geglaubt zu haben, aber ich war eben krank – genauso wie sie.

Gemeinsam mit ihr und Jessica verbrachte ich viele Stunden im Raucherraum, wo wir uns ebenfalls an der Wand verewigten.

Mit einer weiteren Patientin verstand ich mich auch sehr gut. Sie hieß Silvia, war 50 Jahre alt und saß im Rollstuhl. Sie erzählte mir, dass sie hauptberuflich Sozialpädagogin sei und dass sie eine Tochter habe. Die Krankenschwestern machten schon einiges mit ihr mit, Silvia kratzte und biss sogar in ihrer Verzweiflung teilweise die Pfleger. Mit mir redete sie komplett normal, selbst die

Krankenschwestern sowie die Ärzte waren sehr erstaunt darüber. Wir unterhielten uns über ihre Arbeit, über das Leben und die Liebe.

Als ich nach einer Woche schließlich entlassen wurde, schenkte ich Silvia meine Lieblingskette, die ich mir mal in Italien gekauft hatte. Ich fand, dass Silvia eine inspirierende Persönlichkeit war, und ich hatte das Bedürfnis, ihr meine Kette zu schenken. Sie sollte ihr Glück bringen.

In meiner Zeit im LSF bekam ich Besuch von Amelie, einer ehemaligen Freundin, die mit mir in die Handelsakademie ging. Wir hatten eigentlich kaum noch Kontakt, umso mehr freute ich mich, dass sie mich besuchen kam. Sie brachte mir Donuts mit und wir plauderten gemütlich über die alten Zeiten. Ich kannte sie von meinem damaligen Freund, mit dem ich zwei Monate zusammen war. Wir waren damals unzertrennlich. Wir waren jedes Wochenende zusammen unterwegs, waren auf Festivals und erzählten uns alles voneinander.

Mit ihr konnte ich die Liebe zur Metal-Musik teilen. Unsere Lieblingsbar hieß Black und war in Liezen. Das Lokal war eine alte, verrauchte Bude. Dort wurden Bands wie Rammstein, In Flames und Metallica gespielt. Außerdem hat der Barkeeper immer unsere Liederwünsche gespielt. Mittlerweile ist aus der damaligen Metalbar eine Möchtegernbar geworden, wo nur noch deutscher

Rap und die Charts gespielt werden. Ich will gar nichts gegen deutschen Rap sagen – jeder soll die Musik hören, die er hören will. Aber wir fanden es extrem schade, dass unsere Metalbar nicht mehr da war.

Nach der Schule trennten sich jedoch unsere Wege. Das ist eh meistens so. Freundschaften gehen nach einer gewissen Zeit – meistens eben nach der Schule – auseinander, obwohl man sich wünscht, dass sie ewig halten.

Ein weiterer Besuch war Luki, ein guter Bekannter, der mit meinem Bruder in die Schule ging. Luki ist ein lieber, aufgeschlossener Typ, der mit seiner Freundin Nina schon seit der Grundschule zusammen ist und auch schon einiges in seinem Leben mitmachen musste. Lukis Diagnose sind manische Depressionen, das bedeutet, dass er in seinen Phasen oft überaktiv, euphorisch oder gereizt ist. Er selbst war auch schon zweimal im LSF in Graz, einmal in der offenen Abteilung, einmal wegen Suizidgedanken in der Geschlossenen.

Er brachte mir eine Packung Ferrero Rocher und Chips mit und ich erzählte ihm in Kurzfassung, was mit mir geschehen war. Luki war ein bisschen fassungslos, da er mich ebenfalls als Sonnenschein empfand, der immer gut drauf war. Irgendwie waren sehr viele Leute über meine Psychose schockiert.

Im LSF waren zwei Schülerinnen namens Nicole und Kerstin meine absoluten Lieblinge unter den Krankenschwestern. Wir machten mit ihnen täglich eine Gruppentherapie und Sport, die uns helfen sollten, wieder in den Alltag zu finden. Außerdem spielten sie mit mir und Jessica Uno, was ich als sehr lieb empfand. Es gab aber auch einige Krankenschwestern, die wirklich nicht gerade nett waren.

Nach ein paar Tagen kam eine neue Zimmerkollegin namens Kerstin in unser Zimmer. Sie hatte ein Blumenkleid an und rapunzellange braune Haare. Sie wechselte kein Wort mit uns und machte auch bei den Gruppenaktivitäten nicht mit. Ich muss zugeben, dass sie mir irgendwie unheimlich war. Jessica versuchte immer, liebevoll mit ihr ins Gespräch zu kommen, doch Kerstin wollte kein Wort mit uns reden, und so hielt ich mich von ihr fern.

Eines Abends, als ich gerade nach dem Abendessen mit meiner Mutter telefonierte, kam Kerstin zu mir und schüttete mir mit voller Absicht ein Glas Wasser ins Gesicht. Ich war so schockiert und hatte gleichzeitig Angst. Was hatte ich ihr denn bitte getan?

Ich fragte sie, was ihr Problem sei, doch sie schaute mich nur verwirrt an. Die Schwestern fragten mich, ob sie es mit Absicht getan hatte, da sie das fürs Protokoll aufschreiben mussten.

Später entschuldigte sie sich bei mir. Man sah ihr wirklich an, dass es ihr leid tat – doch ich hatte nach wie vor Angst vor ihr.

Die Krankenschwestern boten mir an, das Zimmer zu wechseln. Ich überlegte nicht lange und wurde in ein anderes Zimmer verlegt.

Meine neue Zimmerkollegin hieß Lorena und war 20 Jahre alt. Sie hatte kurze schwarze Haare und war am ganzen Körper tätowiert. Sie erzählte mir, dass sie starke Suizidgedanken habe wegen ihres Exfreundes und sie nicht wisse, was das Leben noch für einen Sinn hat. Außerdem hatte sie ein schwieriges Verhältnis mit ihrem Vater und seiner neuen Freundin, die sie nicht leiden konnte. Sie war ein sehr liebenswerter, aber introvertierter Mensch, der eigentlich nicht viel redete. Aber von Tag zu Tag öffnete sie sich mir immer mehr, und wir freundeten uns schließlich ein wenig an.

Sie erzählte mir, dass sie nicht wisse, ob sie lesbisch oder bisexuell sei und dass sie sich nicht traute, ihrer Familie davon zu erzählen, da ihr Vater in dieser Hinsicht ziemlich altmodisch sei. Ich selbst habe auch einige Bekannte, die bisexuell sind. Na und? Sind die deswegen weniger wert? Wir leben im 20. Jahrhundert, es ist doch das gute Recht eines jeden, den zu lieben, den man lieben will – egal, ob einen Mann oder eine Frau, egal, ob schwarz oder weiß, egal, ob dick oder dünn. Dabei ist es doch was komplett Normales, was nur in unserer heutigen Gesellschaft tabuisiert wird, genauso wie Depressionen.

Vor Kurzem hat sich erst Riverdale-Star Lily Collins als bisexuell geoutet.

Den meisten Menschen fehlt einfach der Mut, ehrlich zu sein und zu sich zu stehen.

Eine weitere Patientin hieß Eva Maria und war Mitte 40. Sie war bipolar und von Beruf Altenpflegerin. Sie hatte schwarze Locken und leuchtend grüne Augen. Mit ihr war es sehr schwierig, mal verstanden wir uns prächtig, mal redeten wir kein Wort miteinander. Ihre launischen Phasen waren wirklich nicht gerade einfach. Außerdem sang sie den ganzen Tag in voller Lautstärke vor sich hin, was mir wirklich auf den Wecker ging. Eva Maria sagte mir voller Stolz, dass sie das Zeug zu einer berühmten Opernsängerin hätte und dass ihr klar sei, dass sie eines Tages berühmt werde. Sie erzählte mir, dass sie zuhause einen kleinen Jungen namens Florian hatte und sie alles in Bewegung setzten würde, um wieder nach Hause zu ihrem Jungen zu dürfen. Sie fühlte sich eingesperrt und drohte der Kommission sogar mit einem Rechtsanwalt.

Nach der Reihe wurden dann einige Patienten von der geschlossenen Abteilung in die offene verlegt, darunter auch Eva Maria. Ich war irgendwie erleichtert. Ihre Art war mir einfach mit der Zeit zu anstrengend geworden.

Als Jessica, Bella und Lorena in die offene Abteilung verlegt wurden, fühlte ich mich einsam. Meine „Freunde“ waren alle in der offenen Abteilung und ich hockte immer noch in der geschlossenen fest.

In den nächsten Tagen lernte ich ein Mädchen namens Doris kennen. Doris hatte schwarze lange Haare, blasse Haut und dunkelbraune Rehaugen. Auch sie war bipolar und hatte seit Jahren mit Depressionen zu kämpfen.

Sie erzählte mir, dass sie seit fünf Jahren in einer Beziehung mit Cornelius sei, den sie damals im LSF kennengelernt hatte.

Doris erklärte mir, dass sie mit Leonardo DiCaprio in Kontakt stehe und dass er schwere Spielschulden hatte. Er bat sie darum, eine halbe Million auf sein Konto zu überweisen, um seine Schulden begleichen zu können. Weiter teilte sie mir mit, dass Ryan Reynolds sich in sie verliebt habe und er sich von seiner Frau wegen ihr trennen wollte. Sie sagte mir, dass Lady Gaga ihre

Seelenschwester sei und dass der Film „A star was born“ nur für Doris gedreht wurde. Anscheinend hätte ihr auch Bradley Cooper geschrieben, ob sie Schauspielkarriere machen wollte und dass man die Lovestory von ihr und Cornelius für einen Film verwenden könne.

In meiner Psychose glaubte ich ihr jedes Wort. Im Nachhinein kann ich über diesen Blödsinn lachen, aber damals war das alles komplett real für mich. Ich war wirklich in einer anderen Welt und konnte nicht mehr klar denken. Als ich meiner Mutter davon erzählte, war sie schockiert, dass ich das alles glaubte. Sie sagte jedoch nie etwas dagegen, sondern ließ mich einfach in meinem Glauben. Ich war gefangen in einer surrealen Welt. Egal, was mir meine Familie gesagt hätte, ich wäre sowieso stur geblieben. Ich war wirklich der festen Überzeugung, dass Doris mit Leonardo DiCaprio Kontakt hatte und dass er starke Geldsorgen hatte. Ich konnte oder wollte es nicht wahrhaben, dass mir meine Familie das nicht glaubte.

Als ich endlich in die offene Abteilung verlegt wurde, war ich mehr als erleichtert. In der offenen Abteilung hat man immerhin Ausgang, was ich sehr zu schätzen wusste.

Ich kam mit Doris und einer älteren Dame namens Frieda ins Zimmer. Frieda war ca. 65 Jahre alt und sang den ganzen Tag ununterbrochen Schlagerlieder. Sie war sehr gläubig und sagte mir auch, dass Doris und ich Jesusschwestern seien und dass es unsere Aufgabe sei, die Menschheit zu beschützen. Außerdem war tanzen ihr großes Hobby, was sie uns auch immer wieder voller Freude zeigte. Frieda, die sich selbst als Mutter Theresa bezeichnete, war ein sehr liebenswerter Mensch. Wir waren alle drei der Meinung, dass uns das Schicksal zusammengeführt hätte und es unsere Aufgabe sei, die Welt zu einem schöneren Ort zu machen. Wir verstanden uns prächtig und gingen oft zu dritt spazieren oder spielten Spiele. Ab der Zeit in der offenen Abteilung bekam ich durch die Medikamente vermehrten Speichelfluss, sodass ich nicht mehr deutlich sprechen konnte. Ich nahm mir einen Plastikbecher und musste den ganzen Vormittag da hinein spucken. Mein Speichelfluss nahm immer mehr zu, sodass ich keine deutschen Sätze mehr rausbrachte. Zu dieser Zeit fing ich an, immer mehr zu rauchen, da dadurch der Speichelfluss etwas weniger wurde.

Als Frieda schließlich in ein anderes Zimmer verlegt wurde, waren wir alle drei total traurig. Wir hatten uns in den drei Tagen so aneinander gewöhnt, dass wir uns wirklich als Freunde bezeichneten.

In Doris‘ und mein Zimmer kam eine junge Frau namens Jules. Sie war ca. 1,60 Meter groß, hatte lange braune Dreadlocks und wunderschöne blaue Augen. Sie erzählte uns, dass sie erst vor kurzem Mutter geworden sei und dass sie so schnell wie möglich wieder zu ihrem kleinen Mario nach Hause wollte.

Während meiner Zeit in der offenen Anstalt pflegte ich weiterhin Kontakt mit Bella. Sie war in ein anderes Haus auf die Station C auf die offene Anstalt verlegt worden. Das Psychiatriegelände ist riesig, mit zehn verschiedenen Häusern und Stationen, es gleicht einer kleinen Stadt. Von den offenen Abteilungen bis zu Einrichtungen mit Mördern war hier alles zu finden.

Eines Tages schrieb mir Bella am Vormittag, ob ich ihr, wenn ich Ausgang hätte, ihre Lieblingsketchupchips und eine Packung Zigaretten sowie ein Duschgel vorbeibringen könnte.

Als mich meine Mutter an jenem Tag besuchte, beschloss ich in meinem Ausgang zum Friseur zu gehen. Ich ließ mir meine Haare feuerrot färben, ich brauchte dringend eine Veränderung. Meine blonden Locken waren eigentlich mein Markenzeichen, jedoch war ich sie schon langsam satt. Als ich fertig war, sah ich aus wie Pippi Langstrumpf, aber ich muss sagen, dass mir die neue Farbe nicht schlecht gefiel. Manchmal braucht man bei neuen Lebensabschnitten einfach eine Typenveränderung.

Meine Mutter schlief in Graz in einem Motel, das nicht allzu weit weg von dem Psychiatriegelände war. Sie war immer an meiner Seite – Tag und Nacht –, obwohl ich mich auch von ihr nicht verstanden fühlte.

Als ich fertig war, gingen meine Mutter und ich noch einen Happen ins Area 5 essen, doch tat ich mir beim Kauen wegen des vermehrten Speichelflusses sehr schwer. Ein weiterer Nachteil der Tabletten war mein immer weit geöffneter Mund, sobald ich mich auf irgendetwas konzentrierte.

Wir gingen nach dem Essen noch einkaufen und besorgten die Sachen für Bella.

Meine Mutter begleitete mich auf dem Weg zu Bella. Wir spazierten über das ganze Gelände, weil wir die Station nicht finden konnten. Es war schon eine leichte Dämmerung eingetreten und meine Mutter hatte sichtlich Angst vor dem Gelände. „Komm, lass uns wieder umdrehen", bat sie mich verzweifelt und es kam zu einen Streit zwischen uns.

Als wir endlich unser Ziel erreichten, gab ich die Chipspackung und das Shampoo bei einem Pfleger ab und sagte ihm, dass dies für Bella sei.

Als wir wieder zurückgingen, war meine Mutter sehr erleichtert.

Doris sprach oft von der Apokalypse und meinte, dass die Welt dank uns dreien besser, schöner und nicht mehr so gewaltsam sein würde. Sie sprach davon, dass wir drei den ganzen Kummer in der Welt mit unseren Fähigkeiten bändigen könnten.

Bei meinen zwei neuen „Freundinnen“ fühlte ich mich pudelwohl – ich wollte gar nicht nach Hause.

Als ich in Graz im LSF war, war zu derselben Zeit Fasching. Eigentlich liebe ich den Fasching und habe ihn bei uns in Gröbming immer gerne gefeiert. Fasching ist für mich – wie man so schön sagt – die fünfte Jahreszeit. Als ich bei Instagram die vielen Storys von meinen Freunden sah, musste ich weinen. Es tat mir unglaublich weh, nicht mit meinen Freunden feiern zu können.

Ich war total zwiegespalten, irgendwie wollte ich bei ihnen dabei sein, aber andererseits wollte ich gar nicht mehr nach Hause, da ich mich in Graz so wohlfühlte. Doris meinte lachend zu mir, dass wir in unserer Freizeit in Graz zum Fasching gehen und uns als Patienten verkleiden sollten. Sie brachte mich in der ganzen schweren Zeit immer zum Lachen.

Generell kam es mir nach den paar Tagen so vor, als seien die Leute im LSF die normalen und die anderen Leute in der realen Welt seien die „abnormalen“. Von Frieda und Doris fühlte ich mich verstanden, und es kam mir in unserem Zimmer vor wie in einer eine Art Wohngemeinschaft.

Doris half mir enorm mit ihren aufbauenden Worten. Sie streichelte mir oft über das Gesicht, sie war einfach wie meine Seelenschwester. Sie vertraute mir Geheimnisse an, ich erzählte ihr auch einige Sachen von mir.

Zu dieser Zeit glaubte ich, dass ich von der NASA beobachtet und verfolgt wurde, und hatte schreckliche Angst. Beim Duschen kniete ich immer nieder und bedeckte meine intimsten Zonen, da ich mich so beobachtet fühlte. Im LSF duschte ich sicher dreimal am Tag, da Doris mir gesagt hatte, dass Wasser Wunder wirkte und man sich so die ganze Belastung „runter" waschen würde.

Als Doris schließlich entlassen wurde, war ich total fertig. Ich wollte sie nicht verlieren, sie war mir in der kurzen Zeit sehr ans Herz gewachsen.

Am vorletzten Tag lernte ich drei Typen namens Marcel, Marco und Lukas kennen.

Marcel war spindeldürr, ca. 1,80 Meter groß, hatte schwarze zurückgegelte Haare und erinnerte mich mit seinem Look stark an den österreichischen Sänger Falco. Er war ein typischer Nerd, der seine Hauptzeit mit Videospielen und Computern verbrachte. Er war ein lieber Kerl, mit dem man stundenlang Gespräche führen konnte. Er fragte mich, ob ich einen Freund hatte, und ich verneinte dies, machte ihm aber keine Hoffnungen.

Marco war eher klein, ein bisschen stärker gebaut und hatte kurze braune Haare. Auch er fand Gefallen an mir und fragte mich, ob wir uns in der Zukunft „draußen“ mal treffen würden.

Lukas war mittelgroß, hatte braune Haare und war bereits seit acht Jahren in einer Beziehung. Er erzählte mir von seinen ständigen Zukunftsängsten und dass dies nicht sein erster Aufenthalt in der Psychiatrie sei.

Ich verstand mich mit allen dreien sehr gut und wir spielten des öfteren Uno.

Als meine Entlassung anstand, war ich nervös. War ich wirklich schon bereit, wieder nach Hause zu gehen? Langsam, aber sicher hatte ich mich an Graz gewöhnt, obwohl es ja insgesamt nur zehn Tage waren. In meiner eigenen Welt mit Doris, Frieda und Jules fühlte ich mich geborgen und verstanden. Ich hatte Angst davor, was mich wieder in der „realen Welt“ erwarten würde – und wollte gar nicht nach Hause.

Dann stand mir meine Entlassung bevor. Ich verabschiedete mich von Frieda und den Krankenschwestern, die mir mit der Zeit wirklich ans Herz gewachsen waren.

Als wir schließlich im Auto saßen, beichtete ich meiner Mutter, dass ich Angst vor der Welt da draußen hätte und dass sie mich bitte beschützen sollte.

Nach zweistündiger Autofahrt waren wir dann zuhause, in Gröbming. Ich freute mich tierisch auf meine Katze Lucky, die mittlerweile leider schon verstorben ist.

Als ich die Haustür passierte, konnte ich gar nicht realisieren, dass ich wieder daheim war.

Die nächsten Tage waren seltsam. Ich schlief zwar gut, jedoch plagten mich wieder Albträume. Ich hatte nach wie vor leichte Halluzinationen und bildete mir komische Sachen ein. Ich fühlte mich noch immer von der NASA verfolgt und glaubte, dass ich besondere Fähigkeiten besitzen würde.

Diese Psychose hat mich stark verändert, auch das Verhältnis zu meinen Freunden. Auf der einen Seite verstehe ich, dass sie mich einige Zeit gemieden haben, da ich ihnen mit meinen Worten und Taten Angst gemacht habe. Außerdem habe ich sie wirklich verletzt und beleidigt. Ich weiß nicht, ob diese Freundschaft je wieder so wird oder ob man dieses Kapitel abschließen sollte. Ich weiß nur, dass ich mich hier, in diesem Buch, bei all meinen Freunden und Bekannten für mein Verhalten aufrichtig entschuldigen möchte. Es tut mir wahnsinnig leid, wenn ich euch von der Freundesliste gelöscht habe, ich war in einem absoluten Ausnahmezustand. Verständlicherweise habt ihr mich nun einige Monate gemieden, aber ich hoffe, dass ihr wisst, dass ihr mir wichtig seid und dass ich mir wünschen würde, dass es wieder so wird wie früher.

Natürlich ist es schwer zu verlangen, aber ihr müsst wissen, dass ich in einer kompletten Ausnahmesituation war und nicht mehr ganz bei Sinnen war.

Der Schmerz sitzt tief. Es tut weh, zu wissen, dass ich durch meine Krankheit und meine Aussagen einige gute Freunde verloren habe. Ich habe im Nachhinein oft versucht, mich in ihre Lage zu versetzen, und ich wüsste nicht, wie ich reagiert hätte.

Auf jeden Fall schäme ich mich zutiefst. Ich weiß, dass meine akute Psychose eine Erkrankung war und ich nichts dafür konnte, das Schamgefühl ist aber trotzdem da.

Gerade in einer kleinen Ortschaft wie Gröbming, in der ich wohne, macht so ein Skandal, wie bei mir in diesem Fall, schnell die Runde. Ich weiß, dass über mich und meinen Aufenthalt in Graz geredet wurde. Ich hätte mir eigentlich gedacht, dass mehrere Leute meine Eltern fragen würden, wie es mir geht, aber dies traute sich wohl fast keiner.

Selbstvergebung

Ich bin nun seit zehn Monaten wieder zuhause und mir werden jetzt viele Sachen bewusst, die ich in meiner Psychose gesagt oder getan habe.

Dass ich sehr viele Menschen – besonders meinen Freunden – wehgetan habe, ist mir nun absolut klar. Aber wie kann ich es wiedergutmachen? Das ist zurzeit das Einzige, was mich beschäftigt. Ich denke täglich darüber nach, wie ich das wieder hinbiegen kann.

Ich glaube, das war die wohl schwierigste Zeit in meinem ganzen Leben. Nie hätte ich gedacht, dass mich eine sogenannte Psychose treffen würde. Eigentlich hatte ich nicht mal eine Ahnung, was eine Psychose überhaupt war, bis es mir im LSF ausführlich erklärt wurde. Die Ursache war bei mir ganz klar die Depression

Mir tun diese Taten so unglaublich Leid, aber ich war damals wirklich nicht bei klarem Verstand. Aber ich gebe nicht auf. Ich werde weiterhin kämpfen und lernen, mit meiner Psychose zu leben, weil ich es verdient habe. Ich bedanke mich an dieser Stelle nochmal bei meiner wunderbaren Familie für alles. Ohne sie hätte ich mich schon längst selbst aufgegeben.